혈위도 **일러스트**로 **보는**

동씨침법입문

2판

주현욱 지음

물고기 숲

혈위도 일러스트로 보는
동씨침법입문 2판

지은이 주현욱

1판 1쇄 발행 2015. 08. 20
2판 1쇄 발행 2020. 06. 05
2판 2쇄 발행 2025. 01. 25

발행처_물고기숲 • 발행인_임민수 • 등록번호_제406-2012-000004호 • 등록일자_2012. 01. 03 • 주소_(㉾10906) 경기도 파주시 와석순환로 61, 708-601 • 전화_031)943-2090 • 팩시밀리_031)943-2091 •

값은 뒤표지에 있습니다. • ISBN 978-89-98038-55-7 93510 • 카카오톡 ID_fishwood • 카카오스토리_http://story.kakao.com/fishwood • 이메일_ fishwoodbook@naver.com • 블로그_http://blog.naver.com/fishwoodbook • 스토어팜_ http://storefarm.naver.com/fishwood • 물고기숲은 독자 여러분의 의견에 귀 기울여 좋은 책을 만들겠습니다.

2판 서문

동씨침법 입문을 위한 핵심적인 임상 연구를 위하여 본서가 출판된 지 벌써 5년이 흘렀습니다. 부족한 내용임에도 불구하고 많은 독자분들의 관심을 받게 되어 재판을 간행하게 되었습니다. 실상 1판과 크게 달라지는 부분은 없지만, 각각의 동씨기혈 해설에 대한 나름의 인식과 이해를 조금 더 추가하였습니다.

저자가 동씨침법을 소개받고 국내에 다각적으로 알려온 지 25년의 세월이 다 되어 갑니다. 수많은 임상에서 동씨침법의 치료효과가 아주 강력함을 직접 체험하였고, 더욱 효율적인 치료를 위하여 연구를 해왔습니다.

하지만 더 노력하고 더 정진할 상황이 여전히 많음을 늘 체감하고 있습니다. 특히 기본적인 이론방면을 더욱 깊이 궁구하여 활용 면에서 더욱 정확하게 응용할 필요가 있음을 절감하고 있습니다.

특히 실제 임상에서는 단순히 동씨기혈에 대한 학습과 체험뿐 아니라 한의학의 또 다른 강력한 무기인 한약요법과의 관련성을 접목하면 완치와 근치를 좀 더 신속하게 이룰 수 있습니다. 그러한 연구의 결과로 본서 중간중간에 진단이나 한약처방에 대한 언급도 종종 발견하실 수 있을 것입니다.

본서는 동씨기혈을 임상에서 활용할 수 있는 핵심 내용을 중심으로 서술하였습니다. 내용은 간략하지만 실상 가장 중요하다고 여겨지는 부분을 주로 다뤘기 때문에 입문하는 분들이나 속성으로 깊은 이해를 도모하는 분들에게 도움이 될 것입니다. 그래서 단순하게 치료혈위의 나열만 강조하거나 저자의 치료방식만을 그대로 고수하는 것이 아니라 더 활용할 수 있는 분야를 확인한 바에 따라 추가했음을 강조하고 싶습니다.

하지만 좀 더 심도 있는 연구를 위해서는 제 은사님이시자 동씨침법의 최고 권위자이신 양유걸 선생님의 다른 서적을 추가로 탐구하는 것을 추천드립니다.

많은 분들의 도움으로 지속적인 연구와 저술이 가능했습니다. 특히 부족한 제자임에도 항상 초청하여 가르침을 베풀어주시는 양유걸 선생님께 깊은 사의를 표합니다. 또한 늘 응원해주시는 이성호 원장님 이하 동씨침법을 연구하시는 많은 선생님들과 박보경 교수님, 정호섭 원장님 등의 성원 덕분에 더욱 힘을 낼 수 있었습니다. 성실하지 못한 저자임에도 노고를 아끼시지 않는 출판사 사장님에게도 감사를 드립니다.

늘 그렇듯이 제 가족의 한결 같은 사랑과 도움으로 연구와 임상이 가능했습니다. 부모님과 아내와 두 아이에게도 고마우면서도 미안하고 사랑하는 마음을 전합니다.

2020년 5월 소사벌의 끝자락에서

주현욱 배상

1판 서문

본 저자가 동씨침법을 처음 접한 지 벌써 20여 년의 세월이 흘렀습니다. 처음에는 단순히 치료효과가 좋은 침법 중의 하나로 인식하였습니다. 한의대 졸업을 앞두고 로컬에 계셨던 선배님들로부터 “치료효과는 좋지만, 기본적인 원리는 없는 침법”이라고 전해들은 적이 있었습니다. 실제로 졸업 후 임상에서 동씨기혈을 활용하여 수많은 진료를 시도하였는데, 기적적인 치료효과를 보이는 경우가 종종 있었습니다. 하지만 그렇지 않은 경우도 자주 발생하여 뭔가 그 이유가 있겠다는 막연한 생각을 품었던 때가 1990년대 후반이었습니다. 그러다 동씨침법을 창안한 동사경창의 생질甥姪이신 양유걸 선생님을 우연히 만났고, 이후에 모든 내막을 알게 되었습니다. 동씨침법은 이미 1980~90년대에 대만에서 한국으로 전해졌으나, 이는 사실상 정상적인 사사관계에 의한 전달이 아니었습니다. 동씨침법의 일부를 활용해본 대만 출신의 많은 중의사들을 통하여 잘못 알려졌던 것입니다. 온전한 학술과 이론이 삭제된 상태로 진수되어 오해를 낳았고, 더구나 무자격 시술자인 강사가 동씨침법을 전수하면서 임상과 실제적인 활용만 지나치게 부각하고 이론과 학술을 등한시하였던 것입니다.

그런데 동사경창의 학술을 승계하시고 해석을 시도하신 양 선생님의 지도에 의하면, 동씨침법을 연구함에 임상 면과 치료 면만 강조해서는 진면목을 제대로 확인할 수 없을 것이라고 하셨습니다.

오히려 다음과 같은 과거의 일화를 들려주셨는데, 양 선생님이 동사경창께 누누이 질문하신 그대로 전하면 다음과 같습니다. "동씨침법의 효과가 왜 그리도 좋은 것입니까?"라고 물으면, 동사께서는 다음과 같이 항상 대답하셨다고 합니다. "내경을 연구하여라." 또는 "주역을 연구하여라."

이렇게 마치 선문답을 하는 듯한 동사경창의 심중을 이해하기 위하여 양 선생님은 내경과 주역을 아주 젊은 나이부터 연구하여 관련된 연구서가 무수하고, 그 학술방면은 매우 심대하다고 할 수 있을 정도입니다. 양 선생님의 각종 서적과 자료를 번역하는 제가 버거울 정도로 많은 양의 학술과 연구를 하셨습니다.

본서와 2005년에 출간된《동씨침법 중요혈위 취혈법》은 전혀 다른 책입니다. 저자는 10년간 동씨침법 임상경험을 토대로 제1장 "동씨침법 총론"을 저술하면서 좀 더 다양하게 이론 부분에 접근하여 입문서로서 핵심적인 사항을 추가하였습니다. 특히 임상에서 실제로 접근하기 쉬운 병증과 질환을 위주로 서술하여, 이론은 물론 임상실기에서 충실하게 활용할 수 있는 방안을 완전히 새롭게 정리하였습니다. 하지만 여기에 있는 모든 임상적인 내용도 동씨기혈을 활용하게 되면 극히 일부분에 해당할 것이니, 활용례 중에서 한 부분이라고 이해하면 좋겠습니다.

본서는 동씨침법의 입문서일 뿐입니다. 심층적인 학술내용과 임상의 다양한 활용 등을 좀 더 연구하면서 응용하고 싶은 독자를 위해《大道弘鍼—楊維傑鍼灸思路와 董氏奇穴》과《董氏奇穴詮解發揮》를 추천합니다. 이 책들은 양유걸 선생님이 집필 중인 동씨기혈의 완결판으로 2016년 번역·출간될 예정입니다. 두 서적을 참고하면 동씨침법을 더욱 수준 높게 활용할 수 있을 것입니다.

이러한 양유걸 선생님의 지도에 저자 본인의 임상경험과 학술사항을 추가하여 본서를 출판함에 은사님의 명성에 누가 되지 않을까 심히 두렵습니다. 하지만 은사님은 동씨침법의 훌륭함과 한의학을 위시한 동양의학의 위대함을 널리 전하라고 말씀하셨습니다. 그 의중에 부합하고자 10년간 학술연구와 임상경험을 취합하여《동씨침법입문》을 저술하였습니다. 또한 의학에는 절대로 동서양의 분류가 별도로 있지 않다고 생각하시는 은사님의 뜻에 따라 다양한 해석도 초보적인 수준으로 시도하였습니다.

본서는 동씨침법을 처음 접한 분들에게 적합할 것인데, 동씨침법에 대한 정확한 이론과 임상에 대한 입문서의 취지로 저술하였습니다. 그래서 많은 한의사들의 연구와 임상에 도움이 된다면 제게 큰 기쁨이 되겠습니다. 그리고 아직 부족한 부분은 독자 분들의 질정과 지도편달로 채워지기를 기대합니다.

본서를 저술함에 가장 감사를 드릴 분은 역시 고故 동경창 선생님, 그리고 하늘과 같은 가르침을 주신 양유걸 선생님이십니다. 또한 어렵고 힘든 일이 있을 때마다 항상 격려와 응원으로 큰 힘이 되어주시면서 본서의 추천사를 써주신 김필건 협회장님이 없으셨다면 지금과 같은 서적의 집필이 어려웠을 것입니다. 충심으로 사의를 표합니다.

그리고 저자 본인보다 임상에서 더 활용을 잘 해주시는 인천의 박보경 선생, 부천의 정호섭 선생, 대구의 이성호 원장님 이하 동씨침법 모임회원들의 응원이 많은 힘이 되었습니다. 또한 원고가 제 시간에 나오기를 오매불망 기다려주신 물고기숲 사장님께도 고맙고도 미안한 마음이 가득합니다.

마지막으로 항상 곁에서 책만 답답하게 들여다보고 있어도 사랑으로 응원해주는 아내와 아이들, 그리고 불초한 자식의 뒷바라지가 힘들어 제대로 된 효도라고는 받아보지도 못하신 부모님께 미안하고 고맙고 사랑하는 마음을 전합니다.

2015년 7월 9일 소사벌의 끝자락에서

주현욱

차례

제2장 동씨기혈의 취혈법

제3장 동씨침법의 임상각론

제1장
동씨침법 총론

동사경창董師景昌은 중국의 산둥山東성 핑두平度현 출신으로 1916년에 출생하셨고 1975년에 작고하셨다. 선생께서는 생전에 40년의 세월 동안 무려 40만여 명의 환자를 진료하였으며, 외국의 대통령을 찾아가서 난치성 질환을 완치시켜 대만의 중의계에서는 처음으로 훈장을 받는 영광을 누렸을 정도로 명성이 자자했다.

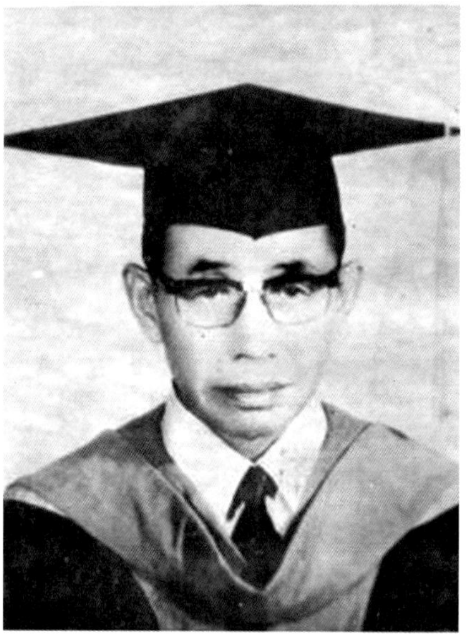
[그림1-1] 동사 영정

선생께서는 일찍이 동양의학의 근간과 조상대대의 가전家傳으로 전승되던 독특한 침구학설을 부친으로부터 계승하였으며, 특유한 진찰법을 개발하여 또 다른 분야를 새롭게 개척하였다. 오늘날 유럽과 미국에서 특히 관심을 널리 받고 있는 동씨침법董氏鍼法을 더욱 개발하고 집대성하였으니, 근간의 평가로는 명대明代의 양계주楊繼洲 선생 이후에 침구계의 제1인자로 불려도 손색이 없는 분이라고 칭송받고 있다.

이러한 동씨가문에서 전승된 동씨침법은 시술하는 부위가 제가諸家에서 전하여 오는 시술법과는 상이하고 독특한 치료법이다. 일반적인 자침법刺鍼法과 같이 복잡하지 않고 시술이 간편한 것이 특징이지만, 그 무엇보다 강력한 치료효과를 발휘하는 훌륭한 침구활용법으로 전 세계에 널리 알려져 있다.

그 이유는 동씨침법이 상세하면서도 정밀한 이론이며 매우 심오하면서도 함축된 내용을 내재하고 있기 때문이다. 그래서 이러한 치료법을 제대로 연구하려는 사람들은 반드시 깊이 탐구해야 한다. 오랜 기간 익숙해져야 제대로 된 효능을 능히 체험할 수 있게 되었다고 말할 수 있다. 그 제자이신 양유걸楊維傑 선생의《鍼灸經緯》등에 기재된 수많은 문장 중에서 볼 수 있듯이, 그 맥락을 제대로 이해하여야 정확한 적응증을 찾아낼 수 있을 것이다. 본장에서는 이러한 연구에 필요한 기초적인 몇 가지 이론을 살펴보겠다.

1. 동씨기혈과 동씨침법의 특징

(1) 동씨기혈의 분포상 특징

동씨기혈董氏奇穴은 약 740여 혈이 있는데, 수手·비臂·족足·퇴腿·이耳·두면頭面 등에 흩어져 분포되어 있다. 비록 십이경맥十二經脈의 경혈經穴처럼 이어져 있지는 않지만, 서로 연접하여 끝이 없으며 일정한 맥락을 보이므로 규율성을 간단히 찾을 수 있다.

- 수지부手指部를 一一部位라 칭하고,
- 수장부手掌部)를 二二部位라 칭하고,
- 소비부小臂部)를 三三部位라 칭하고,
- 대비부大臂部를 四四部位라 칭하고,
- 족지부足趾部를 五五部位라 칭하고,
- 족척부足蹠部를 六六部位라 칭하고,
- 소퇴부小腿部를 七七部位라 칭하고,
- 대퇴부大腿部를 八八部位라 칭하고,
- 이부耳部를 九九部位라 칭하고,
- 두면부頭面部를 十十部位라 칭하며,
- 이 외에도 전흉부前胸部와 후배부後背部가 있다.

이들 12개 부위를 찾는 것은 그리 어렵지 않으며, 동시에 이러한 기혈奇穴들의 분포는 효능의 방면에 있어서 십이경맥의 경혈과 일정한 관계가 있지만 오해를 받기 쉬운 면도 많다. 예를 들면 급성간염을 치료하는 肝門穴은 소장경 선상에 위치하고 있다. 한편 腕骨穴은 예로부터 황달을 치료할 때 퇴황退黃하는 대표적인 경혈로 알려져 있는데, 이 역시 소장경에 있다. 이는 소장이 비별청탁泌別清濁하는 분수지관分水之官인 것을 인식하여 청리습열清利濕熱하는 작용을 동씨기혈에서는 더욱 확대·발전시켜서 응용한 것이다. 또한 心門穴과 小海穴은 서로 인근한 곳에 위치하는데, 심장의 병변病變을 치료할 뿐 아니라 특유한 치료효과가 나오는 것을 더하여 활용할 수 있도록 창안하였다. 그리고 足解穴은 기혈착란氣血錯亂을 치료하는데, 위경의 梁丘穴과 비슷하지만 치료효과에서는 다른 점이 있다.

이 외에도 동사董師는 현대의학의 신경학설을 응용하여 특별히 활용하였다. 신경해부학적인 이론에 의하면 인체의 각 부분에 있는 대뇌피질에서 투사되는 대표구역의 크고 작은 차이는 해당 부위의 기능이 많고 적음과 정비례한다. 손은 노동기관이고 발은 운동기관으로 그 기능이 각각 매우 복잡하다. 이들은 대뇌피질에서 투사되는 대표구역도 인체의 다른 부분과 비교하여 매우 발달한 편이다. 따라서 대뇌피질에 연계된 신경원의 수량도 매우 많으며, 그 주요 기능 또한 비교적 크기 때문에 동씨기혈의 분포와 매우 관련성이 있다.

동씨기혈은 대부분 주슬肘膝의 주위나 이하에 분포하는데, 이러한 것도 모두 위에서 말한 원리에 따른 것이다. 또한 손과 발에서도 엄지손가락과 엄지발가락의 기능이 비교적 다른 손가락과 발가락에 비해서 복잡한 편인데, 이 주위의 경혈과 기혈이 발휘하는 치료효과도 당연히 광범위하다. 그래서 동사께서는 엄지발가락의 大敦, 隱白, 太衝 같은 경혈의 응용을 선호하였으며, 동시에 엄지손가락 부근의 婦科, 制污, 五虎, 靈骨 같은 기혈을 연구하여 활용법을 창안하였다. 또한 주슬의 주위나 이하에는 십이경혈에서도 가장 중요한 혈위인 오수혈이 분포하여 각종 침법에서 다양하게 활용되는데, 이 주위에 위치하고 있는 동씨기혈과도 반드시 연관이 있을 것이다.

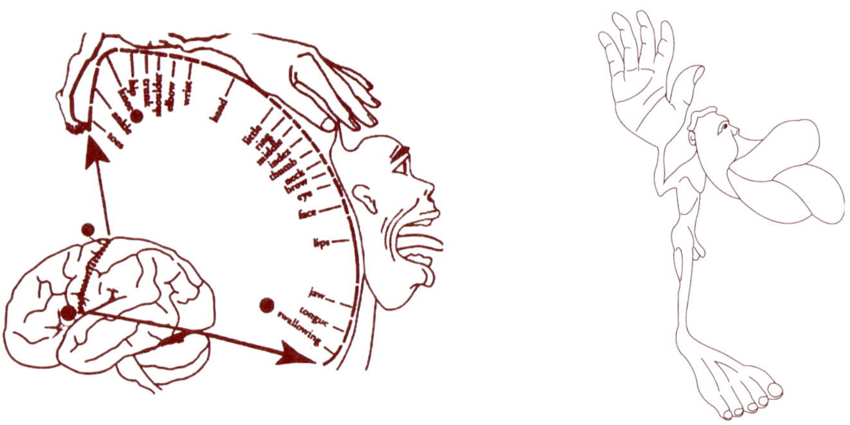

[그림1-2] 뇌 투사구역

(2) 동씨기혈의 명명

동씨기혈은 인체의 부위에 따라 명명命名한 것이 있는데, 예를 들면 正筋, 靈骨, 正會, 肩中, 側三里 등의 혈이 있다. 또한 효능에 따라 명명한 것이 다른 것과 비교하여 가장 많은데, 이를 오행五行에 따라 명명한 것은 土水, 木穴, 水金, 木火, 木枝, 火枝 등의 혈이 있다. 또한 장상학설臟象學說에 입각하여 명명한 것으로는 明黃, 天黃, 心膝 등의 혈이 있으며, 부위와 효능을 결합하여 명명한 혈도 있다. 또한 혈위穴位의 숫자에 따라 명명한 것은 三重, 五虎, 五嶺穴 등이 있으니, 동씨기혈의 명명방법을 깊이 연구하면 기혈의 위치뿐 아니라 응용을 확실하게 파악하는 데 큰 도움이 될 수 있다. 이렇듯 혈명穴名의 연구가 중요한 것은 동씨기혈에만 국한된 것이 아니라 십사정경十四正經의 경혈에서도 마찬가지다. 본서에서도 제2장 "동씨기혈의 취혈법"에서 명명에 대한 의미를 조금 더 살펴볼 것이다.

(3) 동씨기혈의 효능적인 특징

① 일경一經으로 다경多經을 치료

《標幽賦》에서 이르기를 "取三經用一經而可正"이라 하였으니, 그 본의는 하나의 경락經絡에 자침하면 좌우의 인근하는 경락에도 도달한다는 것이다. 침구치료를 시행할 때 여러 경락을 혼잡하게 활용할 필요가 없다는 의미다. 동사의 학술을 전승한 양유걸 선생의 전언에 의하면 동사는 "用一經必能治多經"이라는 원리를 터득하였는데, 이는 일경一經에 자침하면 동시에 몇 조합의 경락에도 치료효과가 능히 도달할 수 있음을 염두에 두어야 한다는 것이다. 이러한 개괄적인 관점을 통하여 정체관整體觀을 인식할 수 있고, 광대한 응용범위를 갖게 하므로 일침一鍼으로 다병多病을 치료할 수 있게 된다.

예를 들면 대장경의 혈위에 자침刺鍼하면 일단 표리경表裏經에 해당하는 폐경肺經을 고려해야 하며, 그다음으로 교경交經의 관계에 있는 족양명위경(소위 수양명통족양명手陽明通足陽明)을 고려해야 한다. 또한 오장별통관계五臟別通關係의 대장과 간의 상통相通을 재차 고려하는 것으로 진행해야 하니, 구체적인 예로 동씨침법의 靈骨, 大白穴을 취용取用하면 대장경에 있으므로 대장의 병변을 능히 치료할 수 있다. 또한 수족양명이 상통하므로 위경胃經의 병을 치료하는 것에도 효과적이며, 동사가 가장 중시하였던 별통관계인 간목肝木에 속하는 반신불수를 치료할 수도 있는데, 이는 간과 대장이 상통하는 것을 활용한 것이라 할 수 있다. 이하에서 여기에 대한 활용법을 한 번 더 해설하기로 한다.

② 일혈一穴을 통하여 여러 효과를 발휘

《標幽賦》에서 이르기를 "取五穴用一穴必端"이라 하였으니, 여기에서의 의미를 설명하면 다음과 같다. 일혈一穴을 취혈하려면 상하혈(동경오행同經五行과 모자관계), 좌우혈(인근 경락)에 모두 주의를 기울여야 하므로 취혈할 때 더욱 신중하고 정확해야 한다. 동씨기혈을 온전히 활용하려면 일혈一穴을 활용할 때 필수적으로 장상臟象, 경락經絡, 오행五行, 전식全息, 오장별통五臟別通 등의 관계를 고려해야 한다. 이러한 것을 통하여 치료효과가 더욱 전면적으로 확실해지며 향상될 수 있는 것이다. 예를 들면 靈骨穴과 大白穴은 대장경大腸經에 속하므로 오장별통에 의하여 간경肝經의 병변을 능히 치료할 수 있으므로 오행五行의 목화木火에 배속할 수 있으니, 그 효과도 木火穴과 유사하게 작용하여 중풍과 반신불수의 치료에 매우 효과적이다. 그 혈성은 수兪와 원原에 속한다. 수혈兪穴은 체중절통體重節痛을 주主하며 원혈原穴은 삼초지기三焦之氣와 상응하므로 보기온양補氣溫陽작용을 발휘할 수 있는데, 대장경大腸經과 폐경肺經은 표리관계로 이러한 작용이 더욱 강해지는 것이다. 아래에서 살펴볼 전식론全息論의 관점으로 大白은 상초를 주主하고 靈骨은 하초를 주하여 합용하면 전신의 기기氣機를 조리하는 작용이 매우 강해지게 된다. 또한 靈骨穴과 大白穴의 혈명에 함축된 의의에서도 금수金水가 상통하니 익기양음益氣養陰작용이 구비되어 있다고 볼 수 있다. 따라서 다양한 종류의 질병을 양방향으로 조절하는 작용을 가지고 있다고 할 수 있다.

③ 견인침과 치료침

각종 혈위들은 견인침牽引鍼으로 작용할 수도 있고 치료침治療鍼으로 작용할 수도 있다. 또한 치료침이 견인침이 될 수도 있으니, 이렇게 혈위를 응용할 때 치료효과가 더욱 좋아진다. 예를 들면 靈骨穴은 테니스엘보(상완외과상염上脘外顆上炎)를 치료할 수 있는데, 대측對側의 側三里와 曲池穴이 당연히 치료침으로 작용하고 동측同側의 靈骨穴이 견인침이 된다. 여기에 기본적인 치료작용도 있으니 이러한 효과가 더욱 높아지게 되는 것이다. 또한 承漿穴은 낙침落枕을 치료할 수 있는데, 重子穴과 重仙穴도 낙침을 치료할 수 있다. 重子穴·重仙穴을 활용할 때 상부의 承漿穴이 역시 견인침으로 작용할 수도 있고 치료침에 해당할 수도 있으니, 이러한 활용방법은 낙침落枕에 가장 효과적인 것이라고 볼 수 있다.

④ **협혈다치**夾穴多治

동씨침법으로 치료할 때 협혈夾穴과 피협혈被夾穴은 모두 상관작용을 가지고 있다. 예를 들면 通關穴과 通山穴은 심장병을 치료할 수 있는데, 이러한 두 혈 사이에 伏兎穴이 위치하여 서로 연관성을 가지게 된다. 대개 伏兎穴은《鍼灸大成》에서 서술되어 있다시피 맥락지회脈絡之會에 해당하니 혈맥血脈의 조정작용이 매우 강하다. 역시 심장의 병변을 치료하는 通關·通山의 사이에 伏兎穴이 위치하므로 작용하는 이치는 서로 유사하게 된다. 通關穴과 通山穴도 위경胃經에 위치하므로 위胃와 심포락은 상통하면서 비위脾胃를 조리하는 작용이 있게 된다. 또 다른 예로 合谷은 靈骨과 大白穴 사이에 위치하는데, 역시 合谷의 효력이 이 두 혈에 비해 다소 미약할 뿐이다. 靈骨과 大白穴 사이에 合谷이 끼어 있는데, 合谷은 '大腸經與肝通'의 목혈木穴로 소간疏肝효과가 매우 좋으므로 중풍과 반신불수를 치료할 때 대단히 효과적이다. 또한 안면신경마비의 경우, 특히 안피폐합眼皮閉合이 불완전한 경우에도 合谷에 자침하면 탁월한 치료효과를 보이니[口面合谷收], 이러한 것은 반신불수를 치료하는 合谷이 靈骨과 大白穴 사이에 끼어 있기에 더욱 효과적으로 소간疏肝하여 중풍을 치료하는 작용을 한다고 볼 수 있다.

(4) 치료에 오행과 장상학설의 응용을 중시

동사는 치료방면에 오행五行의 조화와 장상학설의 응용을 극히 중시하였다. 동씨기혈들의 혈위를 오행五行과 장상臟象으로 명명하여 활용하는 것이 바로 상응하는 치료효용을 보이기 때문이다. 예를 들면 水金穴은 곧 금수상통金水相通의 의미가 있어서 폐불숙강肺不肅降과 신불납기腎不納氣의 금수불통金水不通한 병변을 치료할 수 있으므로 해수咳嗽, 기천氣喘, 구토 등에 특효를 보인다. 또 다른 예를 들면 駟馬上·中·下의 3혈은 폐병을 치료할 수 있는데, 한의학에서는 폐가 기氣를 주主하고 피부를 주한다고 인식하니,

駟馬穴은 비염, 여드름 같은 피부병에 모두 특효를 보인다. 상삼황上三黃이라고도 부르는 天黃·明黃·其黃의 세 혈은 간경화, 간염을 치료할 수 있으며 '肝開竅於目'하므로 안혼眼昏과 안통眼痛도 치료할 수 있다. 通關·通山·通天穴은 심장병을 비롯하여 심장성 풍습병을 치료할 수 있으며, 심장의 기능문제로 발생하는 하지부종을 치료할 수 있다. 通腎·通胃·通背穴은 신장염, 전신부종, 사지부종 등을 치료할 수 있으며, 또한 신기능의 이상으로 인한 구건口乾, 후통喉痛 등을 치료할 수 있다. 腎關穴은 보신補腎의 요혈이니 신허腎虛로 인한 좌골신경통, 배통, 두통, 요산통에 대하여 모두 효과가 있다. 이러한 실례는 모두 장상학설을 응용한 대표적인 사항이다.

(5) 치료에 비위학설을 중시

동사는 금·원대金·元代의 보토파補土派 이동원李東垣이 펼친 비위학설脾胃學說에 대한 연구가 깊으셨기에 조리비위調理脾胃에 관한 치료방면이 심오한 편이다. 동사는 만약 비위脾胃의 승강이 실조된 것을 정상화시키면, 매우 많은 병증이 곧 치유될 수 있다고 인식하였다. 심폐양경心肺兩經의 병증을 치료할 때 위경胃經을 따라서 치료하는 것이 많았으니, 대표적인 예가 駟馬上·中·下穴과 通關·通山·通天穴의 위치가 모두 위경과 인근하거나 교차하는 관계가 있다. 신장병의 치료에는 비경脾經을 따라서 치료를 시도하는 경우가 많은데, 이는 토土를 통하여 수水를 제어하는 방식으로 인식할 수 있다. 通腎·通胃·通背의 세 혈은 모두 비경에 위치하고 있다. 이를 재해석하면 비신양허脾腎陽虛의 병증에 대해서 보신補腎하는 것이 보비補脾하는 것만 못하는 경우가 많은데, 우선적으로 후천後天을 조정함이 마땅하다고 인식하였기 때문이다. 下三皇穴(腎關·人皇·地皇)을 보신혈補腎穴로 활용하였으니, 이는 모두 비경에 위치한다. 이러한 것들이 모두 강력한 치료효과가 있으니, 동사는 이렇게 기혈을 창안하고 침을 사용할 때 동양의 학적인 오행론에 근거하고 있다.

(6) 치료에 활혈화어活血化瘀를 중시하여 삼릉침의 점자사혈을 선용

삼릉침三稜鍼으로 방혈放血하여 병증을 치료하는 것은 동사의 치료기법 중 가장 중요한 축이라 일컬을 수 있다. 양유걸 선생은 수년 동안 동사의 곁에서 삼릉침을 통한 치료방식을 상시 관찰하였는데, 오래된 중병이 빠르게 나았고 극렬한 동통도 즉시 멈추는 경우가 다반사였다. 그 치료효과가 진실로 사람들이 생각하지 못할 정도였다. 동사께서 자락刺絡을 활용하였던 혈위는 고서에 기재된 내용에 한정하지 않았다. 동사도 오늘날 한의사들이 일반적으로 애용하는 肘窩, 膝膕, 側額, 舌下, 十二井, 十宣, 耳背 등의 부위를 선용했을 뿐 아니라, 하비下臂, 하퇴下腿, 각과脚踝, 각배脚背, 견봉肩峰 등 방혈하지 않았던 곳이 없었다. 더욱이 요배부腰背部는 동사께서 전신의 병변을 치료하는 경우에 많이 활용한 곳이었다.

동사는 역대의 활혈화어活血化瘀와 관련된 문헌을 많이 섭렵하였다. 《內經》의 "病久入深, 營衛之行濇, 經絡時疏, 故不通", "有所墮墜, 惡血留內", "寒氣客則脈不通" 같은 어혈瘀血에 관한 고대학설과 섭천사葉天士의 '久病入絡' 학설에 대한 연구가 깊으셨다. 동사는 '宛陳則除之'와 '治風宜治血, 血行風自滅'의 치법을 주장하며, 삼릉침으로 점자點刺하는 것을 활용하여 여러 종류의 병증을 광범위하게 치료하였다.

예를 들면 委中穴에 방혈하여 좌골신경통, 요통, 항강項强, 치창痔瘡을 치료하였고, 尺澤穴로 흉민胸悶, 기천氣喘, 오십견을 치료하였으며, 足三里穴로 위병, 장위염腸胃炎을 치료하였다. 太陽穴로 편두통, 두훈頭暈, 결막염 등을 치료하였고, 三金穴로 슬통膝痛을 치료하였으니, 그 치료범위는 내과, 외과, 부인과, 오관과 등의 병증을 모두 포함할 수 있었다.

동사의 자락刺絡을 통한 자침법의 가장 특징적인 사항은 환처에서 멀리 떨어진 곳에서 취혈하였으니, 이는 바로 《鍼灸大成》에서도 지적한 '瀉絡遠鍼'과 부합하며 치료효과가 탁월하면서도 확실하다. 阿是穴이나 인근 혈위를 방혈放血하는 것은 효과가 반드시 나타나지는 않으니, 동사의 기법과 비교할 수 없을 것이다.

(7) 십사경혈의 활용

동씨기혈을 충분히 연구하지 않은 사람들은 동사께서 기혈만 연구한 것으로 오해할 수 있다. 동사께서 십사경맥十四經脈의 경혈에 대하여 누구보다 심오한 연구를 하였고 이를 확대하여 수백 개의 기혈을 비로소 발명했다는 사실은 널리 알려지지 않았다. 동사는 십사경혈十四經穴의 활용 방면에서 더욱 세밀한 부분까지 인식하여 이전 사람들이 발견하지 못한 많은 비의秘意를 밝혀서 임상에서 다방면으로 활용하였던 것이다. 예를 들면 髀關穴을 통하여 감모感冒를 치료하였고, 伏兎穴로 심계心悸와 심장병을 치료하였으며, 犢鼻穴로 순생창脣生瘡을 치료하였다. 또한 公孫穴로 요통과 수마手麻를 치료하였고, 三陰交穴로 요척통腰脊痛, 낙침落枕을 치료하였으며, 陰陵泉穴로 전두통을 치료하였다. 腕骨穴로 안통眼痛, 肩外兪穴로 소퇴통小腿痛, 膏肓穴에 삼릉침으로 점자하여 슬통膝痛을 치료하였다. 承扶穴로 나력瘰癧, 風市穴로 견통肩痛·협통脇痛·반신불수, 陷谷穴로 편두통과 설사를 치료하였으며, 風府穴에 점자하면 구토를 치료하였던 것 등 일일이 열거할 수 없을 정도다. 여기에서 중요한 선제조건은 바로 변증론치辨證論治를 확실하게 하는 것에 있다. 이렇게 되면 임상에서 그 치료효과가 매우 높을 수밖에 없을 것이다.

그리고 동씨기혈의 상당 부분은 십사정경의 경혈들의 위치와 일치하거나 매우 유사한 경우가 많다. 그러나 활용법에서는 평면적으로 단순히 고전의 기술을 그대로 전승한 것이 아니라, 새로운 해석을 통하여 더욱 다양한 질병에 활용하면서도 더욱 치료효과가 신속할 수 있도록 창안하였다. 이것이 상이할 뿐이지 사실상 그 출발점은 바로 십사정경에서 기인한 것이다.

2. 동씨기혈의 응용에 필요한 이론

(1) 자침의 심천

침자鍼刺에서 심천深淺은 치료효과를 극대화시키기 위하여 가장 중요한 사항 중 하나로 이와 관련된 내용이 고서에 적지 않게 기재되어 있다. 동씨기혈에서도 통상적으로 심천深淺에 따라서 주치가 다르게 된다고 인식하였다.

동사董師가 경혈 중에서 가장 많이 활용하는 足三里의 활용법을 보자. 자침할 때 5푼 및 1촌의 심도로 퇴부병腿部病을 치료하고, 1.5촌에서 2촌의 심도로 장위병腸胃病을 치료한다. 또한 동사는 심장병과 기천氣喘과 같은 상초의 질환에는 2촌 이상을 심자深刺해야 하며, 구안와사와 같은 두면병頭面病을 치료하기 위해서는 2.5촌 이상의 심도를 유지해야 한다고 보았다. 이러한 심천深淺과 관련한 사항은 몇 가지 사례에서만 언급되었지만, 총괄하여 동씨기혈의 모든 혈위에는 심천의 원리가 관철되지 않은 부분이 없다.

동사가 자침할 때 유념한 심도는 다음에 지적한 몇 가지 원칙에 의한다.

① 병증의 부위에 의거

일반적으로 병이 표부表部나 기부肌膚에 있으면 천자淺刺함이 마땅하며, 병이 골骨이나 장부臟腑와 같이 리부裏部에 있으면 심자深刺함이 타당하다. 만약 외감표증外感表證을 치료하는 경우에는 배부背部의 大椎, 肺兪, 膏肓에 점자출혈을 위주로 하니, 이것은 천자淺刺에 해당한다. 동일한 혈위에서도 심천深淺의 분류가 있다. 足三里의 활용법에서 이미 설명을 하였듯이, 핵심적인 사항은 근위近位를 치료할 때에는 천자淺刺가 합당하고 원위遠位를 치료할 때에는 심자深刺가 합당하다. 임상에서 직접 응용하여 확인해보아도 지극히 타당한 관점이라 하겠다.

② 병성病性에 근거

일반적으로 열증熱證과 허증虛證에는 천자淺刺하고, 한증寒證과 실증實證에는 심자深刺하며, 신병新病에는 천자하고 구병久病에는 심자한다. 동사는 치료 시에 비교적 병증이 가볍거나 급성일 경우에는 항상 수지부와 안면부에 있는 비교적 천부淺部의 혈도穴道에 자침하였고 구병久病이나 중병重病일 경우에는 소퇴와 대퇴 부위의 비교적 심부深部의 혈위를 위주로 활용하였다. 열병熱病은 비교적 천부淺部의 혈위(배부背部) 및 정혈井穴의 점자사혈을 하였으며, 한증寒證이나 구병久病에는 혈관과 근육이 비교적 풍부한 퇴부腿部와 주부肘部에 심자深刺를 시도하여 오랜 시간 유침留鍼하거나 사혈을 시행하였다.

③ 계절에 의거

일반적인 침구치료에서는 봄여름에 천자淺刺를 하고 가을겨울에 심자深刺를 한다. 동사는 치료할 때 이러한 이론을 전면적으로 추종하지 않고 혈위의 선택과 시술에서도 동일한 방법만 고수하지는 않았다. 충분한 체험을 통해 시간에 따른 치료적인 인식을 더욱 중시하였다.

④ 체질에 근거

일반적으로 비반肥胖, 강장强壯, 근육이 발달한 경우에는 심자深刺를 하고, 허약하고 말랐으며 근육이 발달하지 않았거나 영아嬰兒인 경우에는 천자淺刺하는 것이 원칙이다. 동사께서도 이러한 원칙을 추종하여 자침하였으며 육체노동자는 정신노동자에 비해 항상 심자深刺를 좀 더 하였다.

⑤ 혈위에 근거

동씨기혈을 용혈用穴할 때 사지를 위주로 하는 경우가 많은데, 살이 많은 부분은 당연히 좀 더 심자深刺하고, 그 외 부분은 천자淺刺가 마땅하다. 혈분穴分에는 천지인天地人의 3부三部가 있으므로 국부(환부)에 자침할 때는 천자淺刺하고 원위에서는 약간 심자深刺하며, 가장 멀리 위치한 부위인 경우에는 강하게 심자를 한다. 구간흉배軀幹胸背의 혈위에는 모두 삼릉침으로 점자를 위주로 하며, 두면부頭面部의 혈위에는 대부분 천침직자淺鍼直刺하거나 와침평자臥鍼平刺하는 방식을 위주로 한다. 이렇게 응용하면 침으로 인한 위험한 상황을 배제하고 치료효과를 더욱 높일 수 있다.

위의 사항을 정리하면 동씨침법의 자침에서 심천深淺의 구분은 병위病位, 병성病性, 체질, 절령節令, 혈위에 의거하여 정해질 수 있다. 하지만 사실상 모든 경우에서 천자淺刺할 혈은 천자가 타당하며 심자深刺할 혈은 심자가 타당하고, 근위近位의 치료에는 천자淺刺하고 원위遠位의 치료에는 심자深刺하며, 신병新病은 천자淺刺가 마땅하고 구병久病은 심자深刺가 마땅하다.

사실 동씨기혈 중 심병深病과 허증虛證의 질환에는 유난히 심자深刺를 선호한다. 이는 현대의학의 자율신경계를 자극하는 방면으로 보면 더욱 타당한 관점으로 보인다. 즉 심자深刺를 하게 되면 체내 교감신경기능을 촉진하는 것으로 알려져 있으며, 역으로 천자淺刺를 하여 체표를 자극하는 가벼운 자극은 부교감신경의 기능을 촉진하는 것으로 알려져 있다. 즉 심자深刺를 통하여 인체의 온양보기溫陽補氣의 효과를 확보할 수 있으며, 체표를 가볍게 자극하는 천자淺刺로 행기해울行氣解鬱의 효과를 확보할 수 있다. 그래서 동씨기혈을 활용할 때 심자深刺가 가능한 靈骨穴에 깊이 자침하면 온양조기溫陽調氣의 요혈이 되며, 八八部位나 七七部位를 활용하면 인체의 심병深病, 만성병, 허증에 주로 사용할 수 있다. 그런데 동씨침법은 사지에 취혈하는 경우가 많은 편이므로, 비록 심자深刺를 못할지라도 천자淺刺라도 하는 것이 낫다고 인식하여 소위 "寧失之深, 勿

失之淺"이라는 이견을 보이는 사람도 있는데, 이는 침구치료에 대한 제대로 된 인식이라고 할 수 없다. 심자深刺를 통하여 투혈透穴하는 작용이 확보될 수 있는데, 경락 간의 연계가 더욱 강화되어 침자鍼刺로 인한 주치의 범위가 확대될 수 있는 것이다. 이렇듯 잘못된 인식은 진정으로 정미롭고 간결한 원칙에 부합되지 않는 것이다. 그리하여 필요 이상의 무수한 자침으로 인한 동통을 덜 수 있을 뿐만 아니라, 필요한 곳에는 자극량을 더욱 강화하여 침자鍼刺의 효능을 높일 수 있는 것이다.

(2) 유침의 중요성

유침留鍼의 주된 목적은 자침 이후 혈위에 침을 유치하여 침감과 치료작용을 더욱 강화하거나 지속시켜 치료효과를 더욱 높이는 것이다. 유침의 활용방법은 유침의 필요성과 시간, 장단, 환자, 질병, 시기, 혈위, 시기視氣 즉 득기得氣에 따라 그 차이가 정해진다.

① 환자에 따른 차이

체질과 연령의 차이에 따라 유침의 여부와 시간의 장단이 결정된다. 체질이 튼튼하며 근육이 발달된 사람은 사기邪氣를 받기가 비교적 어려우므로 만약 득得한다면 사기가 심입深入한 경우가 많으니 심자深刺하면서 장시간 유침하는 것이 타당하다. 체질이 허약하면서 피박육소皮薄肉少한 사람이나 아이들은 천자淺刺하면서 바로 발침拔鍼하는 것이 더욱 타당하다.

② 병증에 따른 차이

병정病程과 병위病位, 병성病性에 의거하여 결정된다. 구병久病에 사기邪氣가 입심入深하거나 병사病邪가 음분陰分, 영분營分에 있으면서 한寒이나 허虛에 속하는 경우*에는 심침深鍼하고 장시간 유침해야 한다. 초병初病에 사기邪氣가 표부表部에 천재淺在하거나 양분陽分, 위분衛分에 있으면서 열熱이나 실實에 속하는 경우에는 당연히 천자淺刺하고 유침하지 않아야 한다.

* 구병(久病)은 실증(實證)일지라도 삼릉침으로 점자출혈하는 것이 효과적이다.

③ 계절에 따른 차이

기후와 계절에 의거하여 결정된다. 봄여름에는 사람의 양기陽氣가 표表에 있으니 마땅히 천자淺刺하고 단시간 유침하거나 유침하지 않으며, 가을겨울에는 양기가 리裏에 있으니 심자深刺하고 유침해야 한다.

④ 혈위에 따른 차이

혈위가 천부淺部에 위치하고 기氣가 외부에 부재浮在한 경우에는 천자淺刺하고 유침하지 않으며, 혈위가 심부深部에 위치한 경우에는 장시간 유침하는 것이 타당하다. 주의할 사항은 "熱病則頂鍼, 寒病則吸鍼"이니, 즉 한병寒病일 경우에 오랜 시간 유침하게 되면 침체鍼體가 흡입되는 것을 방지해야 하므로 침체의 일부분을 반드시 외부에 노출시켜야 체침滯鍼이나 만침彎鍼의 발생*을 예방할 수 있다. 동사는 침자鍼刺할 때 와위臥位를 선호하였다. 사지혈위에 유침이 진행되어도 절대로 만침彎鍼이 되지 않고 또한 흡침吸鍼도 되지 않으니 비교적 안전한 운용법이라고 볼 수 있다.

유침하는 시간은 대부분 만성이나 난치성일수록 장시간 시행해야 하는 경우가 많다. 여기에 대한 이론은 다음에 설명하는 두 가지 이론에서 그 근거를 찾을 수 있다.

- 《靈樞·五十營篇》에서 "二十八脈…… 漏水下百刻, 以分晝夜…… 氣行人六丈二尺…… 一周於身, 下水二刻"이라고 하였다. 이는 기혈氣血의 일주운행一周運行에 이각二刻의 시간이 소요되는데, 일주일야一晝一夜는 일백각一百刻이 되므로 이각二刻은 바로 0.46시간이며, 이를 60분법으로 계산하면 28분 48초가 된다.
- 《靈樞·營衛生會篇》에서는 "營在脈中, 衛在脈外, 營周不休, 五十而復大會, 陰陽相貫, 如環無端"이라고 하였다. 영위營衛는 일주일야一晝一夜에 인체를 50번 운행하므로, 24시간을 분으로 환산하면 1440분이 되므로 28분 48초가 한 번 순환하는 데 소요되는 시간이다.

여기에서 상술한 두 가지 이론에 의하여 직접 계산하여 도달한 결론은 일반적으로 약 30분 정도는 유침하는 것이 합리적이며 적당하다는 것이다. 동사董師는 한병통증寒

* 장시간 유침(留鍼)하면 체위의 변동으로도 만침(彎鍼)이 발생할 수 있다.

病痛症을 치료하는 경우에는 무려 45분 동안 유침하는 것을 기준으로 하였으며, 15분마다 한 차례씩 염침捻鍼하여 행기行氣를 시도하였다.

다른 사람들의 연구에서 통증을 측정하는 실험을 통하여 다음과 같은 결과가 도출된 적이 있다. 合谷에 침자鍼刺하여 전신의 피부통을 치료할 때 40~50분의 유침이 가장 좋은 결과를 보이는 최고점에 해당한다는 것이었다. 이러한 것은 바로 동사의 경험을 통한 실제적인 체험의 결과이며 유침에 대한 사항은 일정한 원리가 확실히 내재되어 있음을 알 수 있다.

(3) 대응법

《標幽賦》에 이르기를 "交經繆刺, 左有病而右畔取, 瀉絡遠鍼, 頭有病而脚上鍼"이라 하였다. 동사董師는 "上病下治, 下病上治, 左病鍼右, 右病鍼左"를 선용하여 절대 환부에 자침하지 않았으며 이렇게 치료할 때 항상 대응에 의한 취혈을 시도하여 그 효과가 매우 탁월하였다. 동사가 상용한 대응취혈법은 다음의 여덟 가지가 있다.

① 등고대응법等高對應法

병증이 위치한 같은 높이의 상등처相等處에 자침하는 것이다. 좌측에 통점痛點이 있으면 우측의 같은 높이의 혈위에 자침하고 우측에 통점이 있으면 좌측의 같은 높이의 혈위에 자침한다. 예를 들면 좌측 曲池에 통증이 있으면 우측 曲池를 자침하는데, 이는 물리학의 공진이론共振理論에 해당한다. 내과적인 병증에 응용하는 경우에는 양측의 같은 혈위를 자침하지 않고 한쪽의 편측에 자침하거나 양측의 다른 혈위에 자침하는 것이다.

② 수족순대법手足順對法

상지上肢와 하지下肢를 순방향으로 병렬하여 주관절肘關節이 슬관절의 중심에 대응하면, 견肩은 관髖, 상비上臂는 대퇴大腿, 하비下臂는 소퇴小腿, 수手는 족足에 대응시키는 것이다. 예를 들어 고관절股關節에 병변이 있으면 견부肩部의 肩中穴을 취혈하는 방식이다. 《肘後歌》에 "膝部有病曲池鍼"이라 하였으니, 이것과 같은 의미로 사용된 것이다.

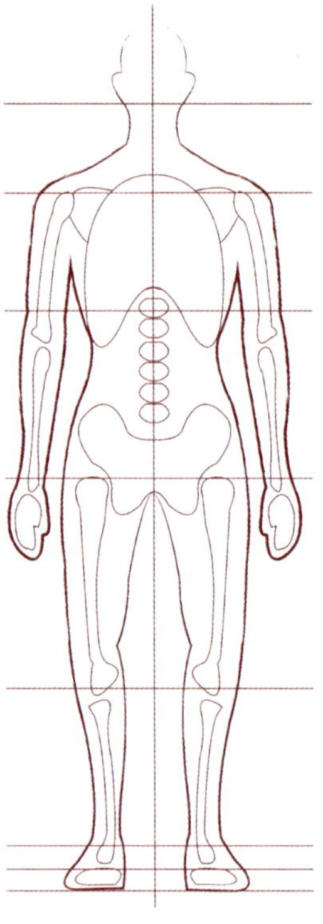

[그림1-3] 등고대응법

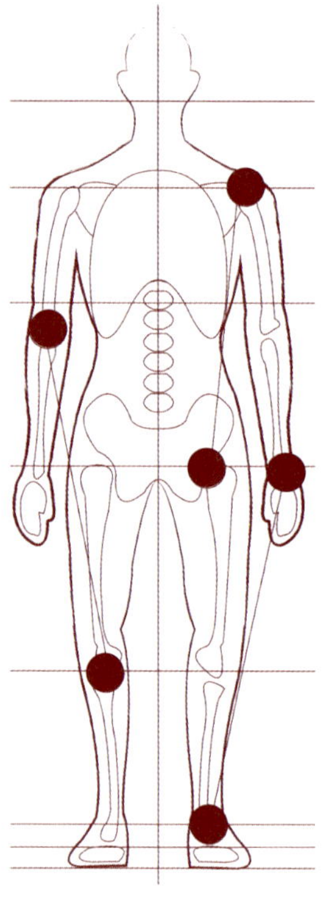

[그림1-4] 수족순대법

③ 수족역대법手足逆對法

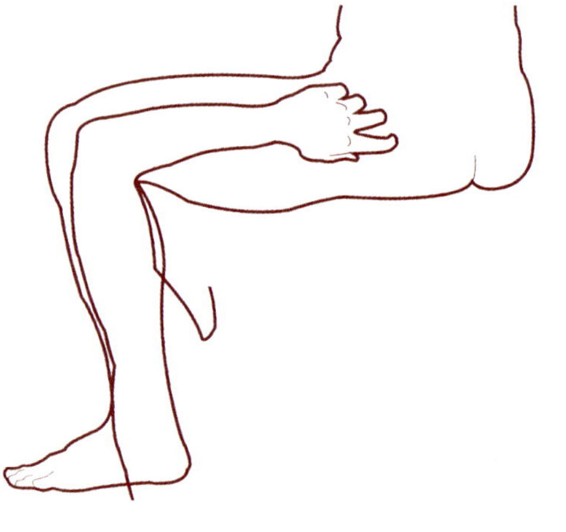

[그림1-5] 수족역대법

상지上肢와 하지下肢를 역방향으로 배열하여 대응시킨다. 견肩은 족足, 상비上臂는 소퇴小腿, 주肘는 슬膝, 하비下臂는 대퇴大腿, 수手는 관髖으로 대응하는 것이다. 예를 들어 대퇴에 병이 있으면 하비下臂부위에서 취혈하여 치료하는 방식이다. 동사는 靈骨, 後谿 등으로 좌골신경통을 치료하였고 支溝, 外關 등으로 대퇴산통大腿酸痛을 치료하였으니, 이러한 사례는 본 원리의 응용이다.

④ **수구순대법**手軀順對法

상지上肢와 하지下肢를 대응시키는 것 외에 체간體幹과 상지를 대응시키는 관계가 있다. 상지를 자연스럽게 축 늘어뜨려 체간과 순방향으로 병렬·대응시키면 상비上臂는 흉胸(혹은 배背), 주肘는 제臍(혹은 요腰), 하비下臂는 하복下腹(혹은 요저腰骶), 수手는 음부陰部에 대응시키는 것이다. 예를 들어 음부나 하복부에 병이 있으면 하비下臂의 혈위를 취하여 치료하는 것이다. 동사는 大間 등의 혈로 산기疝氣를 치료하였으니, 이 원리에 입각한 것이다.

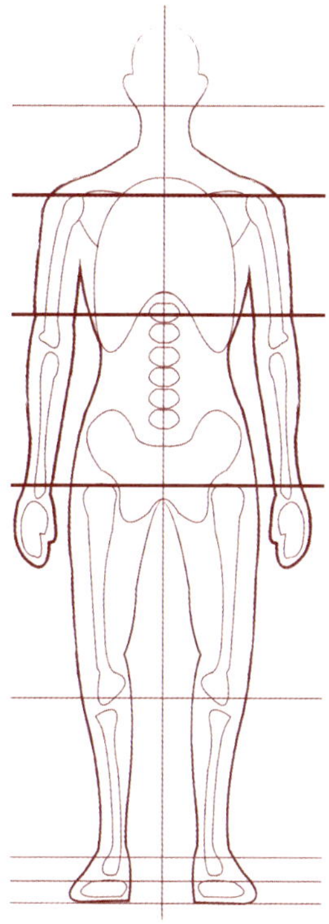

[그림1-6] 수구순대법

⑤ **수구역대법**手軀逆對法

상지上肢와 체간體幹을 역방향으로 병렬하여 대응시킨다. 수手(완腕)는 두頭(경頸), 전비前臂는 흉胸(배背), 주肘는 제臍(요腰), 상비上臂는 하복下腹(혹은 요저腰骶), 견肩은 음부陰部와 대응되는 것이다. 예를 들어 흉완胸脘에 병이 있으면 전비前臂의 혈위를 취혈하는 것으로 동씨기혈의 火串, 火陵이 심계心悸, 흉민胸悶을 치료하는 방식이다. 하복下腹에 병이 있으면 상비上臂의 혈위를 취혈하니, 동사는 견부肩部의 肩中, 李白, 雲白으로 부인과의 음도병陰道病 등을 치료하였고, 모두 이 원리와 관련이 있다.

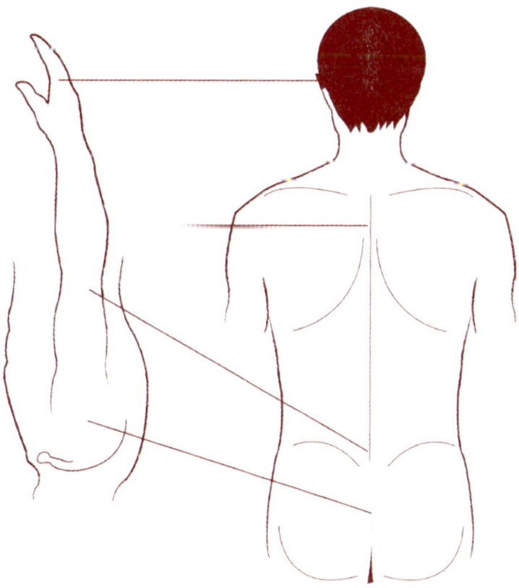

[그림1-7] 수구역대법

⑥ **족구순대법**足軀順對法

하지下肢가 상지上肢와 대응되는 관계 이외에 체간體幹과 대응되는 관계가 있으니, 하지를 체간과 순방향으로 병렬하여 대응시킨다. 곧 대퇴大腿는 흉胸(배背), 슬膝은 제臍(요腰), 소퇴小腿는 하복下腹(요저腰骶), 족足은 음부陰部와 대응되는 것이다. 예를 들어 흉배胸背에 병이 있으면 대퇴의 혈위를 취하고 하복下腹에 병이 있으면 소퇴의 혈위를 취하니, 임상에서 대퇴부위의 駟馬穴은 폐를 치료하고 通關穴은 심장을 치료한다. 또한 족배足背의 門金은 생리통을 치료하고 大敦과 隱白은 붕루崩漏를 치료하니, 모두 이 원리와 부합하는 것이다.

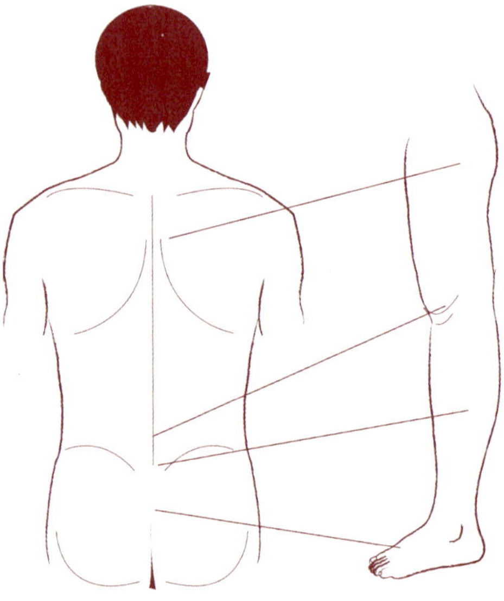

[그림1-8] 족구순대법

⑦ **족구역대법**足軀逆對法

하지下肢와 체간體幹을 역방향으로 배열하여 대응시킨다. 족足은 두頭, 과踝는 경항頸項, 소퇴小腿는 흉배胸背(흉완胸脘), 슬膝은 제臍(요腰), 대퇴大腿는 하복下腹(요저腰骶)과 대응되는 것이다. 예를 들어 흉완胸脘에 병이 있으면 소퇴에서 취혈하고, 하복下腹에 병이 있으면 대퇴에서 취혈할 수 있다. 동사는 正宗·正筋으로 항강項强을 치료하고 臨泣으로 편두통을 치료하며 陷谷으로 전두통을 치료하고 京骨·束骨로 후두통을 치료하니, 이는 모두 이러한 대응법과 유관하다.

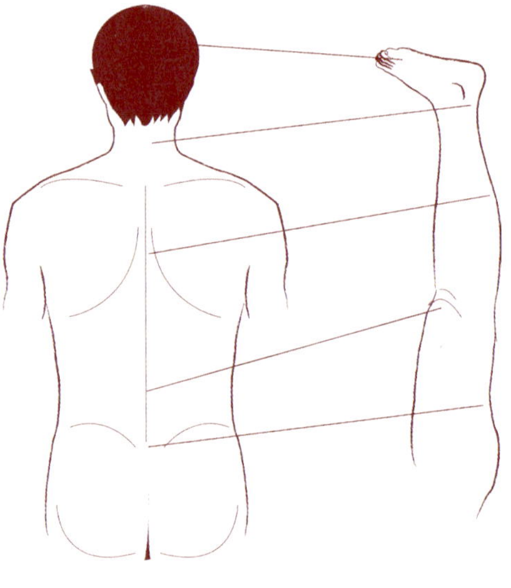

[그림1-9] 족구역대법

⑧ 두저대응법頭骶對應法

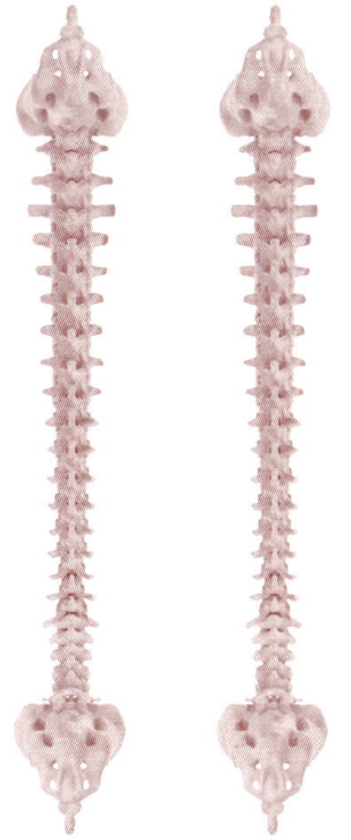

[그림1-10] 두저대응법1

수手와 각脚 그리고 수각手脚과 체간體幹의 대응법 이외에 두면頭面과 미저尾骶 간에도 대응이 형성된다. 임상에서 미저부尾骶部의 長强은 전광癲狂 등의 뇌병을 치료하고 두부頭部의 百會는 탈항脫肛 등을 치료하는 것이 그 예이다. 동사는 冲霄穴로 후두통을 치료하였으니, 이 또한 이러한 원리의 운용이다. 이는 근래에 유행하고 있는 추나요법의 한 방면인 SOT(Sacro-Occipital Technique)와 개념이 매우 유사하다. SOT는 뇌척수액의 순환이론에 근거를 두고 있는데, 인체의 생명선인 뇌와 척수의 기능을 유지·증진시키기 위하여 끊임없이 생산하고 배출·저장하면서 생명수의 역할을 수행하고 있는 뇌척수액의 순환에 주목하여 두개골과 천골의 움직임을 원활히 하고 뇌를 감싸고 있는 경막의 정상적인 기능회복을 통해 임상효과를 나타내는 치료기법이다.

이러한 기법에 활용되는 의학이론은 동씨기혈을 활용하는 기본이론과 관련성이 깊다. 이 사실만 보더라도 동씨침법의 활용법은 매우 다양한 질환에 적응할 수 있는 다양한 이론의 집합처라고 할 수 있을 것이다.

이상에서 각종 취혈에 필요한 관련되는 이론사항을 서술하였다. 동사董師의 경험은 '以左取右, 以右取左'를 위주로 하였다. 대측對側을 취하여 평형, 원취遠取를 통한 소도疏導의 작용을 발휘하는 것과 정확하게 부합되니, 그 치료효과가 매우 높으면서도 신속함을 직접 관찰할 수 있을 것이다.

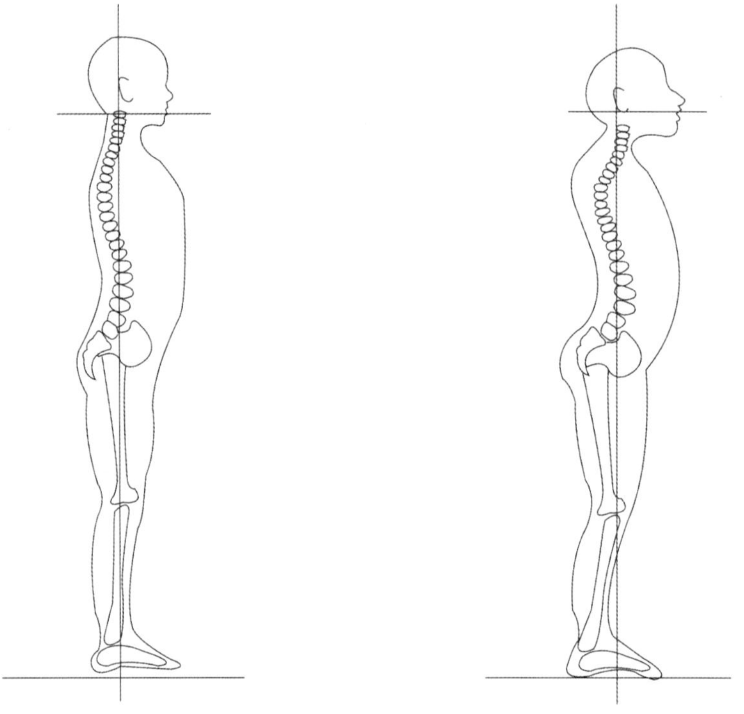

[그림1-11] 두저대응법2

(4) 인체에서 전체와 국소적인 혈위의 상호작용: 전식론

동양의학에서 천인합일天人合一학설은 인체의 국소와 전체가 반드시 상관관계가 있으며, 각각의 국부는 모두 전체를 반응하며 또한 전체를 치료할 수도 있는 것이다. 그래서 수지침手指鍼, 장침掌鍼, 안침眼鍼, 이침耳鍼, 족침足鍼, 두침頭鍼 등의 여러 침법이 발명되었다.

수비족퇴手臂足腿의 각 부분은 각각 전신의 질병을 치료할 수 있다. 이러한 사실은 인체의 정체적整體的인 상관관계를 반영하는 것이다. '전식론全息論'의 출현은 한의학의 정체整體관념을 심화시켰고, 생물전식론生物全息論으로 보아도 인체의 한 지절肢節은 전체의 축소판이다. 이는 모두 정체상응整體相應하는 혈위들로, 예를 들면 제2장골掌骨의 골측은 손가락에서부터 지골岐骨을 향해서 두頭, 경頸, 상지, 폐, 간, 위, 십이지장, 신장, 요腰, 하복下腹, 퇴腿, 족足 등의 부위와 대응된다. 또 제5장골의 골측도 이러한 대응관계

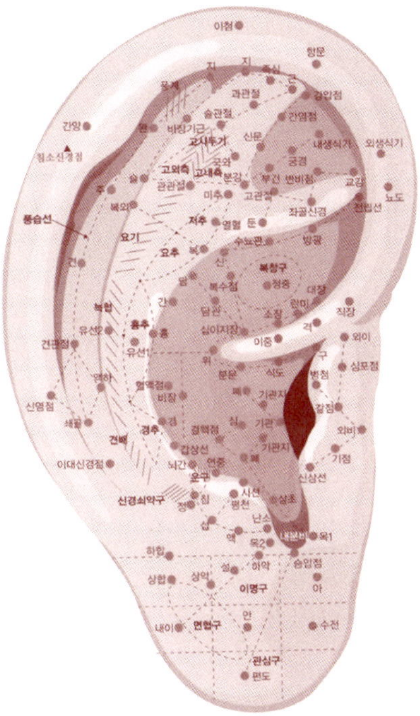

[그림1-12] 이혈도

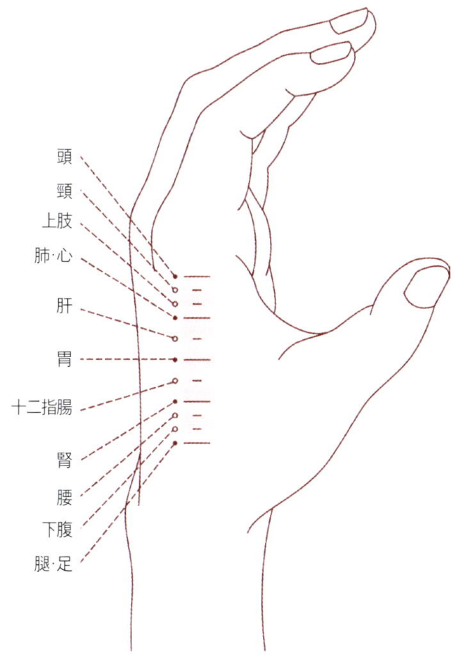

[그림1-13] 수장골전식도

가 있다. 각각의 지절肢節과 이 외의 비교적 큰 독립적인 부분 중에는 제2장골의 골측과 같은 혈위분포의 규율이 보인다. 각 지절은 제2장골의 골측과 동일한 비례로 대응하는데, 두혈頭穴과 족혈足穴의 중점이 위혈胃穴이고, 위혈과 두혈의 중점이 폐혈肺穴이다. 폐혈과 두혈을 3등분하여 경혈頸穴과 상지혈上肢穴을 배속하고, 위혈과 족혈을 6등분하여 각각 십이지장혈十二指腸穴, 신혈腎穴, 요혈腰穴, 하복혈下腹穴, 퇴혈腿穴을 대응시켰다.

동씨기혈의 혈위분포도 '전식론'의 이론과 유사한 점이 매우 많다. 동사께서는 하나의 국소가 능히 전신질병을 치료할 수 있다고 강조하였고, 또 전신을 12개로 나누어 치료부위를 정한 뒤 각각의 부위가 독립적으로 전신의 질환을 치료할 수 있다고 밝혀 놓았다. 임상에서도 상술한 원칙에 의거하여 손에 자침하거나 다리에 자침하는 것을 결정하여 환자를 치료할 수 있다. 그리고 비슷한 성질을 가진 혈위들이 수手와 각脚에 모두 분포한다. 예를 들면 '指五金, 手五金, 足五金, 指駟馬, 足駟馬' 등이 그 예이다. 다시 말하면 하나의 혈위조합이 전체적인 의미를 함유하고 있다는 것이다. 예를 들어 靈骨, 大白을 같이 쓰면 온양보기溫陽補氣의 요혈이 되어 병을 치료하는 범위가 넓고 효

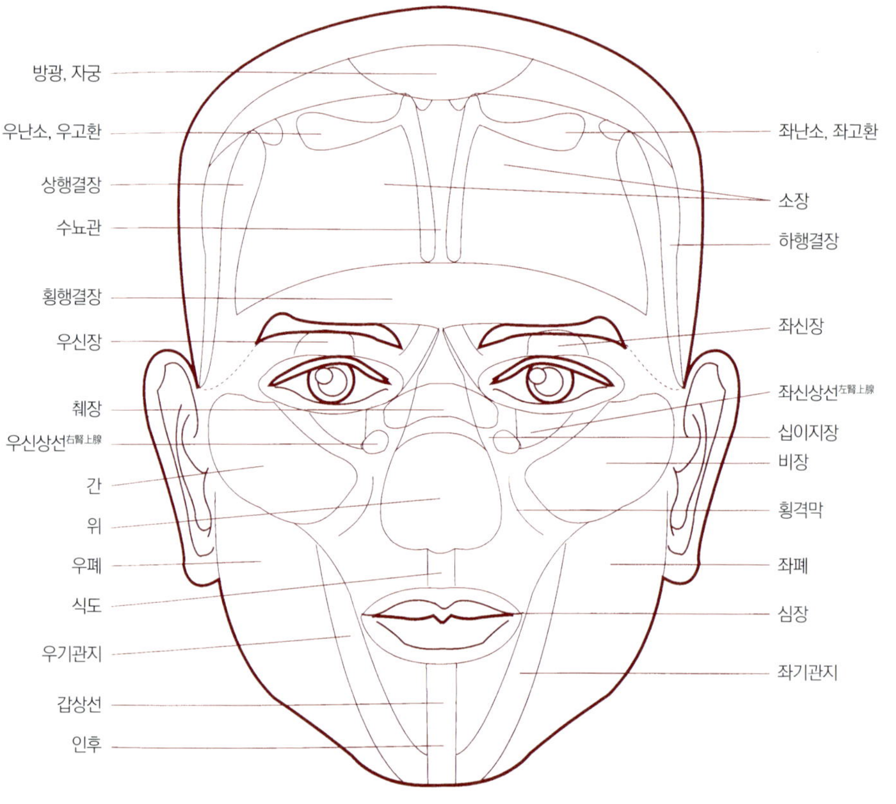

[그림1-14] 두면전식도

과가 빠르다. 大白穴은 수양명대장경의 三間穴로 대장경의 수혈俞穴에 해당한다. 靈骨穴은 合谷穴 뒤의 차골叉骨의 직전에 있는데, 두 혈을 같이 쓰면 수혈俞穴과 원혈原穴을 같이 활용하는 것이니, '전식론'의 이론으로 보면 大白은 상초를 주主하고 靈骨은 하초를 주하게 된다. 또한 大白과 靈骨은 모두 심침深鍼을 위주로 한다. 상초와 중초, 하초를 심투深透하여 종횡을 불문하고 함께 쓰면 삼초三焦를 통하는 의미를 갖게 되는데, 그 효과가 크게 나타남을 알 수 있을 것이다.

손에 있는 五虎穴을 예를 들면 손가락 관절면 직하에서 손바닥을 향하여 그 순서가 五虎一, 五虎二, 五虎三, 五虎四, 五虎五로 진행된다. 五虎穴은 동사께서 원래 전신의 골종骨腫을 치료했던 기혈이다. 이 五穴의 분포와 전신의 주치를 살펴보면 '전식론

全息論'의 의미가 함축되어 있으니, 五虎一은 수지통手指痛, 수장통手掌痛, 건초염을 치료하며,* 五虎三은 각지통脚趾痛의 치료에 활용되며, 五虎四는 각배통脚背痛에 사용되며, 五虎五는 각근통脚跟痛을 치료하는 데 이용한다. 다시 八八(대퇴부위), 七七(소퇴부위)에서 어떠한 전신병변의 주치에 대한 경혈의 조합을 보면, 예를 들어 駟馬上·駟馬中·駟馬下는 폐계 질병을 치료하고, 天黃·明黃·其黃은 간계 질병을 치료하며, 腎關·人皇·地皇은 신계 질병을 치료한다. 각각의 기혈들의 조합마다 해당하는 위치로 논하자면 中穴은 중초를, 上穴은 상초를, 下穴은 하초를 다스리니, 이러한 전신의 병변을 치료할 때에는 삼침三鍼에서 하나도 버릴 것이 없다고 본다.

동사의 도마침법倒馬鍼法은 주로 삼침三鍼을 병용한다. 비록 치료작용을 더욱 강화한다는 관점으로 설명될 수도 있지만, 이는 전식全息의 작용이 함축되어 전체가 호응하는 결과를 보인다.

(5) 체응

체응體應은 동씨기혈의 치료방면에서 가장 대응성이 돋보이는 발명이면서 응용법이다. 이러한 원칙을 숙지하면, 동씨기혈의 방면에만 효과적일 뿐 아니라 십사경맥十四經脈 경혈의 활용에서도 더욱 강력한 효과를 발휘할 수 있을 것이다.

체응론體應論의 요점은 바로《靈樞·官鍼篇》에 기재된 "以骨治骨, 以筋治筋, 以肉治肉, 以脈治脈"이다.

① 이골치골以骨治骨

골극骨棘(골자骨刺)을 치료하는 데 상용되는 것은 바로 삭골침削(消)骨鍼이다. 四花中과 하방下方 3촌에 도마침倒馬鍼을 형성하고 나서 두 침을 골두骨頭에 연접하여 작용하는 것이다. 이러한 혈위의 조합으로 슬개골자膝蓋骨刺, 비대성 관절염, 퇴행성 관절염을 치료하는 데 매우 효과적이다. 동사는 시침施鍼할 때 골격에 연접해야 하는 경우에는 최대한 연접하여 자침하였다. 예를 들면 靈骨, 火主, 大白 등의 혈위에서 골격에 밀착하여 자입刺入하면 단지 침감이 강해질 뿐 아니라 치료효과도 대단히 강화된다. 또한 九

* 五虎二는 五虎一의 작용을 더욱 강화하는 의미로 사용된다.

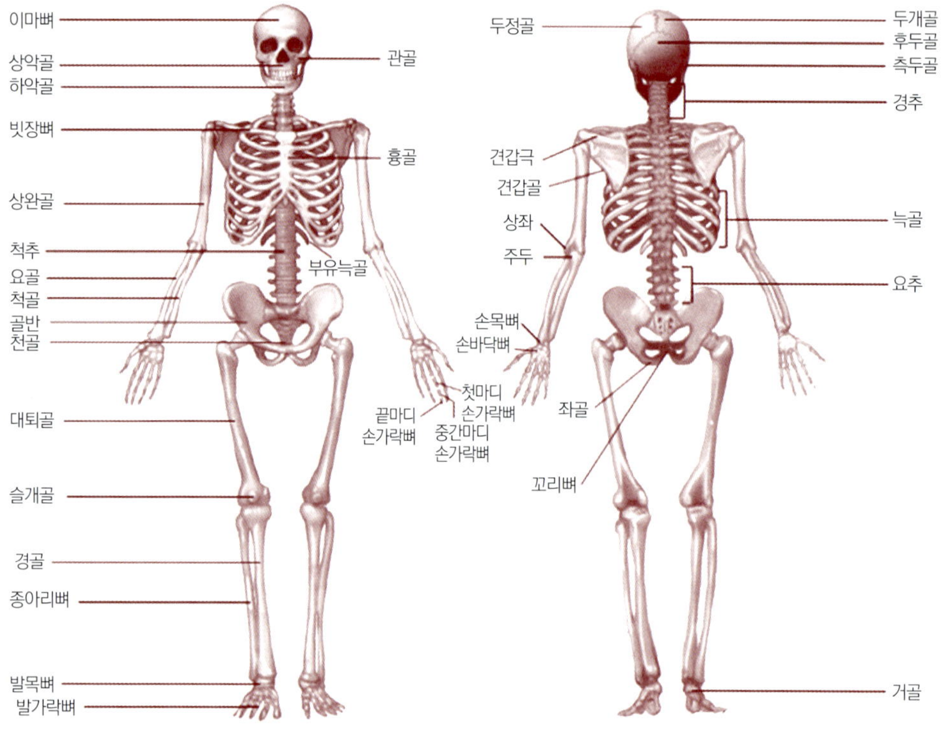

[그림1-15] 전신골격도(이골치골)

里穴(風市)을 응용할 때에는 매 혈마다 심자深刺하여 골격에 접촉할 수 있게 자침하여 각종 풍병風病과 동통에서 반신불수까지 치료하였는데, 그 치료효과가 매우 탁월하였다. 근래에 알려진 어떤 학설에서는 골막전도설骨膜傳導說을 강조하였는데, 골막에 전도 작용이 있다고 인식한 학설에 해당한다. 자침할 때 최대한 골격에 접촉하거나 골격에 살짝 부딪히게 하는 것이 치료효과가 매우 좋다고 알려져 있다.

② 이근치근以筋治筋*

근건筋腱에 연접하여 진침進鍼하는 것은 근건병筋腱病을 치료할 수 있다. 예를 들면 尺澤처럼 큰 근건의 옆에 위치하여 전신의 근건병을 치료할 수 있으므로 운동기 병변에

* 여기에서 근(筋)은 우리나라에서는 주로 건(腱)에 해당한다.

대하여 효과가 매우 좋다. 또한 正筋, 正宗의 예(아킬레스건)처럼 이러한 근건에 해당하는 正筋, 正宗의 자침으로 경근강경頸筋强硬, 소퇴근긴小腿筋緊 같은 각종 근건병을 치료할 수 있다.

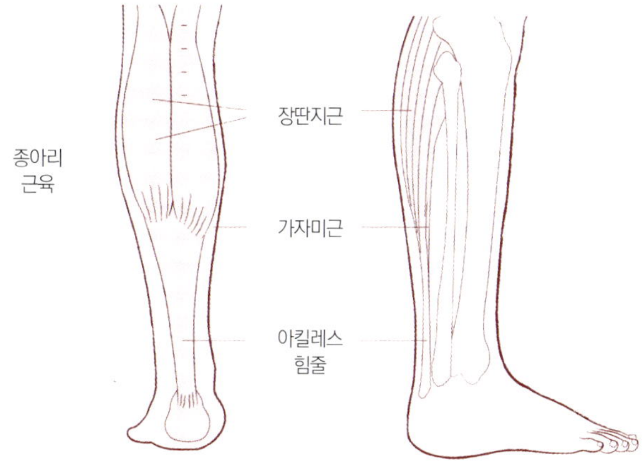

[그림1-16] 하퇴부의 근육·힘줄(이근치근)

③ **이육치육**以肉治肉

예를 들어 驅馬穴과 肩中穴의 주위는 근육이 풍부한 부위에 해당하므로 근육방면의 병변, 특히 근육의 위축 등을 치료할 때 가장 많이 활용되며, 치료효과도 대단히 좋다. 십사경혈의 방면에서도 曲池, 手三里, 合谷穴 등은 모두 근육이 비교적 풍부한 부위로 근육의 병변을 치료하는 효과가 역시 훌륭하다. 근육이 위축된 경우이거나 근육병으로 인한 피부질환에는 당연히 양명습열陽明濕熱이나 화삭폐금火爍肺金하는 경우가 많으므로 해당 혈위에 자침하면 양명陽明과 폐금肺金이 청해淸解할 수 있다. 驅馬, 肩中, 曲池, 手三里, 合谷穴 등은 피부병에 대한 치료효과도 매우 좋은 편이다.

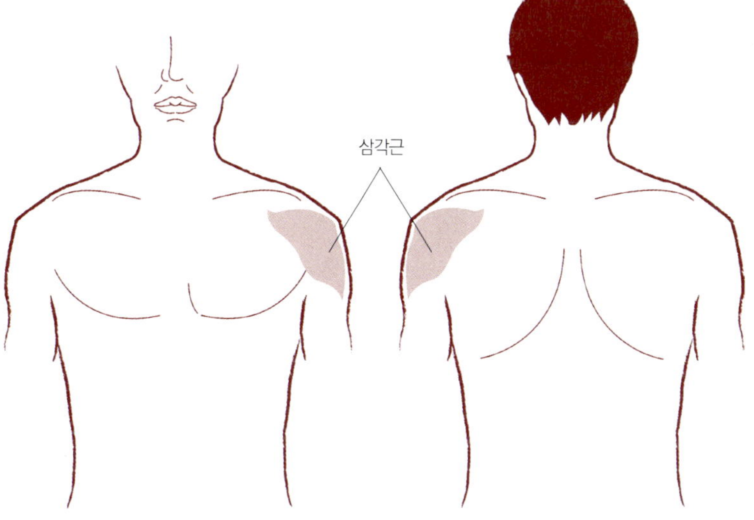

[그림1-17] 삼각근(이육치육)

④ **이맥치맥**以脈治脈

맥관脈管에 연접하는 혈위는 맥병脈病을 치료할 수 있다. 폐경肺經의 太淵穴은 맥방脈旁에 위치하여 맥회脈會가 되니 맥관병脈管病을 치료하는 효과가 매우 탁월하다.

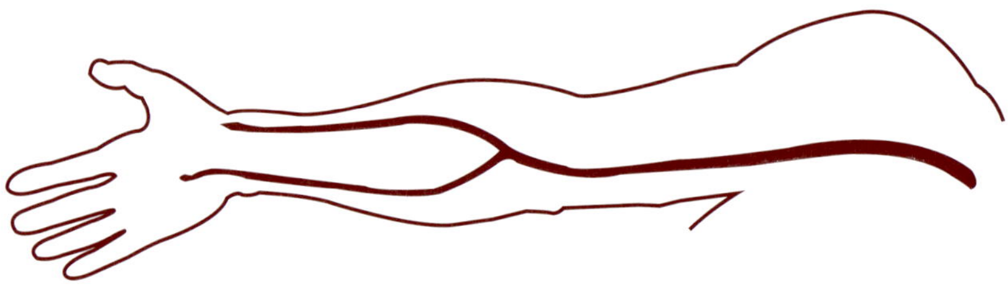

[그림1-17] 요골동맥(이맥치맥)

(6) 동씨기혈과 경락-경락의 활용

① **순경취혈**

순경취혈循經取穴은 변증을 통한 취혈에서 가장 기본적인 원칙과 방법이다. 동씨기혈도 여기에서 예외일 수는 없다. 동사의 기혈은 알려져 있지 않다가 갑자기 출현한 것처럼 보여서 일부 사람들은 십사경혈과는 연관성이 없는 막연한 것이라고 오인하고 있다. 이것은 확실히 오해하고 있는 것인데, 동사는 실제로 십사경혈에 관한 연구가 매우 깊고도 넓었으며 이로 인해 수백의 기혈을 발명했다. 동사는 십사경혈의 응용방법에서 이전 사람이 발견하지 못한 수많은 부분까지 새로 찾아내고 발전시켰으며 여기에 대한 사항은 이미 밝혀놓았으니, 여기에서는 추가적인 언급을 생략하겠다.

동사의 순경취혈은 본경취혈과 표리경의 취혈을 포괄한다. 간략하게 예를 들면 비경脾經의 火菊은 전두통(양명두통)을 치료하고, 內關은 삼초지기三焦之氣의 기기불순氣機不順을 치료하며, 四花中, 四花外, 豐隆의 점자출혈을 통하여 담어조체痰(脾經痰濕)瘀阻滯의 병을 치료하는 등에서 볼 수 있다.

② **교경**交經

교경交經은 또한 통경취혈법通經取穴法이나 육경상통취혈법六經相通取穴法이라고 부른다. 즉 太陰通太陰, 陽明通陽明, 少陰通少陰, 太陽通太陽, 厥陰通厥陰, 少陽通少陽의

삼음삼양三陰三陽이 상통하여 실제적으로 여섯 동명경同名經의 조합이 서로 통하는 것을 지칭한다. 이러한 관계는 인체의 생리·병리에 모두 영향을 끼친다. 예를 들면 심신지기心腎之氣가 필수적으로 상교相交하는 것은 바로 수족소음이 상접相接한 특성이기 때문이고, 포락상화包絡相火는 간담肝膽에 기부寄附하는 것은 수족궐음이 통연通連하여 연계되는 것을 말하는 것이다.

육경상통六經相通이란 것은《傷寒論》에 상세하게 기재된 이론이다. 특히 많은 사람들이 변증론치辨證論治할 때 침구치료에서 응용하는 방면에 대해서는 제대로 인식하지 못하는 경우가 많지만, 제대로 응용할 기회가 있다면 적지 않은 효과가 있다. 동사董師는 기혈 방면에서도 통경법通經法을 항상 응용하였다. 예를 들면 腕順穴(수태양소장경)로 족태양방광경의 요통을 치료하면서 족足 외측의 통증에 대응하였다. 또 다른 예를 들면 魚際穴을 활용하여 公孫(수태음통족태음手太陰通足太陰) 부위의 통증을 치료할 수 있었으며, 더욱 이를 확대발전시키면 五虎穴을 통하여 대지통大趾痛을 치료할 수도 있는 것이다. 이러한 방법들은 때에 따라서는 질병을 치료할 때 고정적인 혈위에만 집중할 필요가 없음을 의미한다. 단지 경락을 제대로 파악하여 비례가 어디에 해당되는지를 제대로 알아내는 것이 중요하다. 예를 들면 소퇴小腿 승산부承山部의 통증은 수비手臂 중단中段(태양경)의 혈위를 취혈하여 치료하는 것도 가능하다고 볼 수 있다.

③ **오장별통**五臟別通

<table>
<tr><td rowspan="2">三陽</td><td rowspan="4">三陰三陽
手足相配
同氣相求</td><td colspan="2">太陽(開)</td><td colspan="2">少陽(樞)</td><td colspan="2">陽明(闔)</td></tr>
<tr><td>膀胱</td><td>小腸</td><td>膽</td><td>三焦</td><td>胃</td><td>大腸</td></tr>
<tr><td rowspan="2">三陰</td><td>肺</td><td>脾</td><td>心</td><td>腎</td><td>心包</td><td>肝</td></tr>
<tr><td colspan="2">太陰(開)</td><td colspan="2">少陰(樞)</td><td colspan="2">厥陰(闔)</td></tr>
</table>

이것은 동씨기혈의 응용에서 가장 독창적인 것으로 가장 광범위하고도 정화로운 부분에 해당한다. 오장별통론五臟別通論은《醫學入門》의〈臟腑穿鑿論〉에 맨 처음 등장하고, 당종해唐宗海의《醫經精義》에 비교적 세세한 설명과 발휘가 기재되어 있다. 하지만 다른 사람들은 오장별통론이 육경六經 개합추開闔樞의 변화발전에서 유래하였으며 개합

추가《易經》에서 유래되었다는 사실은 아직 알고 있지 못하다.《靈樞·根結篇》에서 이르기를 "太陽爲開, 陽明爲合, 少陽爲樞" 또한 "太陰爲開, 厥陰爲合, 少陽爲樞"라 하였으니, 삼음삼양三陰三陽이 동기상구同氣相求하므로 이로 인해 수족이 상배相配되는 것을 도표화하면 위와 같다.

여기에서 보다시피 폐와 방광이 통하고, 비장과 소장이 통하고, 심장과 담이 통하고, 신장과 삼초가 통하며, 간과 대장이 통하는 것으로 나타나 있다.

오장별통五臟別通에서 제외되어 있는 위胃와 심포락이 통하는 것도 포함되어야 할 것이다. 이러한 원리에서 동씨기혈의 학술사상이 유래된 것인지 많은 의혹과 불신이 있겠지만, 이러한 원리에 대한 활용과 응용을 직접적으로 지적하지 않았을 뿐이지, 이미 상당히 표면화되어 있는 내용이 곳곳에 산재한다. 예를 들면 重子, 重仙은 폐경肺經에 위치하지만 방광경의 배통背痛과 견갑부肩胛部의 동통을 치료할 수 있다. 肝門은 소장경에 위치하는데, 소장은 분수지관分水之官으로 청리습열淸利濕熱하는 효능이 매우 좋아 비장脾臟의 이상인 간염을 치료할 수 있다. 還巢는 삼초경에 위치하고 삼초경과 신장은 상통하므로 리삼초理三焦하는 것을 통하여 소간보신疏肝補腎하므로 부과병婦科病, 불임증 등을 치료할 수 있다. 또한 火包의 경우에는 위경의 제2족지足趾에 위치하는데 위胃와 심포가 통하는 것으로 심통心痛을 치료하는 데 매우 효과적이다. 通關, 通山은 위경에 위치하여 심장병에 역시 매우 효과적이다. 木穴은 대장경에 위치하여 특히 간경의 산기통疝氣痛을 치료하며 기타 大間, 中間, 小間, 浮間穴도 모두 대장경에 위치하는데 모두 간경肝經의 이상인 산통疝痛을 치료한다. 또한 오십견 병통病痛도 견배肩背의 소장경인 곳에 해당하는 경우가 많은데, 腎關(비경脾經에 위치)에 자침하면 특효를 보인다.

십사경혈로 오장별통五臟別通의 원리를 응용하여 취혈하는 것도 치료효과가 역시 매우 탁월하다. 예를 들면 曲池로 두훈을 치료하는 경우는 대장과 간이 통하는 것을 응용하는 것에 해당한다. 소장경에 위치하는 腕骨은 청비습淸脾濕하여 예로부터 황달을 치료하는 요혈로 잘 알려져 있다. 中渚는 삼초경에 위치하지만 신휴요통腎虧腰痛에 매우 효과적이다. 足三里는 위경혈胃經穴로 특히 심장병에 매우 효과적이다. 內關은 심포락의 혈위로 슬통膝痛에 매우 효과적인데, 슬부膝部를 통과하는 주요한 경락이 바로 위경이기 때문이다. 이러한 방법으로 응용하면 침구치료의 임상이 더욱 확장될 것인데, 여기에 대한 증례는 매우 많고 치료효과가 매우 좋았던 사례들을 일일이 열거하기 어려울 정도다.

3. 동씨침법의 특수한 기법

(1) 수기법의 특징

동씨기혈은 십사정경혈十四正經穴과 위치가 같은 부분이 많은데, 활용법과 치료효과는 완전히 다르다. 동씨침법은 일반적인 침법과 비교해서 다음과 같은 점에서 우수하다.

㉮ 사지四肢, 이耳, 두면頭面부위에서 취혈하지만, 전신제병全身諸病을 치료함에 충분하다. 특히 흉복부胸腹部와 요배부腰背部에 자침할 때는 삼릉침으로 천자출혈淺刺出血하므로 위험성이 적다.

㉯ 시침施鍼하는 수기법이 간단하여 '정자正刺', '사자斜刺', '천자淺刺', '심자深刺', '피하자皮下刺'와 '상전上轉', '하전下轉', '유침留鍼'의 각종 수법만으로도 충분한 치료효과를 얻을 수 있다. 따라서 '탄彈', '요搖', '연撚', '파擺'로 인한 환자의 고통을 덜 수 있고, 훈침暈鍼의 상황도 줄일 수 있으며, '보법補法'이나 '사법瀉法' 등의 이론에 크게 얽매일 필요가 없다.

㉰ 동씨침법은 진단과 혈위, 수법만 정확하면 여타 침법과 비교가 되지 않을 정도로 치료효과가 신속하다. 동씨침법은 보사補瀉의 방법에 얽매이지 않지만, 동사께서 창안한 동기침법動氣鍼法과 도마침법倒馬鍼法으로 보충하면 그 효과가 더욱 좋다.

(2) 동기침법

동기침법動氣鍼法은 동사께서 즐겨 사용하던 기법이다. 동사는 보사補瀉이론에 독특한 안목이 있었으니, "인체에는 자연항능自然抗能과 상대평형점이 있다."고 인식하였다. 교경거자법交經巨刺法을 채용하여 원처遠處의 혈도穴道에서 소도疏導를 시키면서 동기침법을 배합하였는데, 사람들을 경탄시킬 정도로 그 치료효과가 좋았다. 동통성 병증에 특히 두각을 보여 즉시 지통止痛시키는 경우가 아주 흔하였다. 예를 들어 동사가 좌골신경통에 건측 靈骨·大白穴을 사침하고 환자로 하여금 요퇴腰腿를 움직이도록 하였더니, 즉시 진통이 되었다. 그 외에 동사가 삼차신경통에 건측 側三里, 側下三里 등의 혈을 자침하고 환자로 하여금 이를 갈거나 턱을 움직이도록 하였더니, 즉시 지통止痛이 되었다. 삼차신경통과 좌골신경통은 임상에서 자주 임하는 통증들인데, 때로는 치료하기가 쉽지 않은 증상들이다. 그러나 동사는 단지 1~2침으로 즉시 지통시켰다. 이것은 비록 기혈을 썼다고는 하지만, 이 안에는 동기침법의 효과가 틀림없이 발휘하고 있으므로 소홀히 할 수 없는 것이다.

동기침법動氣鍼法은 단지 기혈에만 효과가 나타나는 것이 아니고 수많은 환자들에게 사용하여 본 결과 십사경맥의 경혈에도 적합하다. 그리고 단지 지통止痛하는 효능만이 아니라 내과적인 병증에도 같은 효과가 나타난다.

동기침법動氣鍼法의 구체적 조작법은 아래와 같다.

㉮ 침자혈도鍼刺穴道를 결정한다.

㉯ 자침하고 준酸·마麻·창脹 등의 감각이 있으면 곧 득기한 것이니, 그 후에 한쪽은 염침捻鍼하고 또 한쪽은 환자로 하여금 환부를 약간 움직이도록 하면 통증이 즉시 경감된다.

㉰ 증상이 경감되는 것은 침혈鍼穴과 환처의 기氣가 이미 상인相引되어 소도疏導와 평형平衡에 도달하게 되었음을 보이는 것이다. 염침을 정지하고 정황을 살펴 유침이나 발침한다.

㉱ 만약 병정이 비교적 오래되었으면 유침을 조금 오래 시켜야 한다. 중간에 반드시 염침을 여러 차례 행기行氣를 시키는데, 환자로 하여금 환부를 움직이도록 하여 인기引氣하거나 혹은 움직이지 않는 것도 가능하다.

㉲ 만약 병이 흉복부胸腹部에 있어서 움직이기 곤란한 경우에는 안마나 심호흡을 시행하는데, 침과 환처의 기氣가 상인相引되도록 하여 병사病邪를 소설疏泄시킨다. 예를 들어 흉민흉통胸悶胸痛을 치료할 때에는 內關에 자침한 후에 환자로 하여금 심호흡을 하게 하면 즉시 해소된다.

동기침법은 간단하고 실용적이어서 허실이 불분명한 증상에 사용할 수 있지만, 다만 환부가 자유로이 활동하거나 혹은 안마하기 쉬워야 한다. 따라서 반드시 원격의 혈위에 시침施鍼해야 하는데, 이러한 방법은 五兪穴, 原穴, 絡穴, 背兪穴, 募穴, 郄穴,

會穴 등의 특정혈위를 적절히 운용하는 것도 가능하므로 좀 더 널리 응용할 수 있다.

(3) 도마침법

도마침법倒馬鍼法은 동사께서 창안한 일종의 특수침법으로 2침 혹은 3침을 병렬의 방식으로 연계하여 치료효과를 증강시키는 특별한 활용법이다. 기혈과 십사경혈에 모두 이 방법을 이용할 수 있으며, 동기침법과 더불어 결합하여 사용할 수 있는데, 치료효과는 더욱 현저하다. 도마침법의 구체적인 조작방법은 다음과 같다.

㉮ 우선 모혈에 시침施鍼한다(예: 內關穴).

㉯ 그런 후에 같은 경맥經脈의 인근혈에 자침한다(예: 間使穴 혹은 大陵穴). 이런 방식으로 소위 도마침을 형성한다.

㉰ 도마침을 시행하고 이후에 필요한 수기법을 추가적으로 시행한다. 동기침법과 결합하여 사용하면 치료효과를 증강시킬 수 있다.

이렇게 인근의 부위나 혈위에 동시에 병렬시키는 침법 중 다른 방식인 산침散鍼에 비하여 효과가 더욱 크고 확실하다. 內關穴에 시침施鍼한 효과가 1일 때 間使穴을 더하여 도마침을 형성하면, 단지 그 경혈이 가지고 있는 추가적인 효과에 그치지 않고 3에서 5의 효과를 얻을 수 있다. 그 이유를 고찰하면 상호조합되어 기氣의 강화를 이루는 증강작용이 매우 확보되는 것으로 볼 수 있다.

전신의 많은 구역에 도마침법倒馬鍼法을 사용하여 치료효과를 증강시킬 수 있는데, 예를 들어 內庭·陷谷穴을 합용合用하여 장위병腸胃病에 많은 효과가 있다. 內關·間使穴에 자침하면 심장병을 치료하는 데 특효가 있다. 支溝·外關穴은 협통脇痛, 소퇴통小腿痛, 좌골신경통을 치료하고, 手三里·曲池穴은 두훈, 비염, 견비통肩臂痛, 요슬통腰膝痛을 치료하며, 이 외에도 合谷·三間穴, 復溜·太谿穴, 申脈·金門穴 등 도마침법을 실제 활용하는 방안은 헤아릴 수도 없으니, 확대·발전시켜 상용할 수 있다. 일반적으로 특정혈(오수혈五兪穴, 원혈原穴, 락혈絡穴, 극혈郄穴, 회혈會穴 등)을 주혈主穴로 삼고 다시 인근 취혈을 통한 배합을 하면 효과가 더욱 현저하다.

(4) 견인침법

견인침법牽引鍼法의 작용은 소도疏導와 평형平衡을 동시에 확보하는 것으로 대측원위對側遠位의 한쪽 혈위와 동측원위同側遠位의 다른 한쪽 혈위로서 상호견인하는 형태를 이루는 것이다. 근처 혈위를 여전히 취하지 않고 '動引其氣'하도록 하며 통점痛點을 통하게 하여 '通則不痛'을 이루게 함으로써 동통을 억제하여 치료하게 한다. 이것은 수많은 임상경험 중 동기침법動氣鍼法의 기초에 근거하여 연구한 일종의 특수침법으로 효과가 동기침법에 비하여 더욱 뛰어나서 미치지 못함이 없다.

견인침법의 구체적 조작방법은 다음과 같다.

㉮ 먼저 건측의 원단遠端에서 혈을 선택하여 취한다.

㉯ 다시 환측의 다른 한쪽 1혈을 선택하여 취한다.

㉰ 그 후에 양단兩端을 동시에 염침捻鍼하여 양침兩鍼으로 서로 감응케 한다.

㉱ 환자에게 통점痛點을 약간 활동하도록 하거나 혹 안마 후에 다시 약간 염침하면 통점이 즉시 멈추게 된다. 또한 양단兩端혈위에 시침施鍼한 경우에 수기법을 쓰지 않고도 지통止痛이 되므로, 이것은 양혈兩穴이 상호감응하여 관계된 것이다.

㉲ 효과가 나타난 후에 상황을 살펴서 발침할 것인지 유침할 것인지 결정한다. 유침을 할 경우에는 중간에 일정한 간격으로 염침하여 최기催氣시켜야 한다.

이런 종류의 침법을 시행하는 것은 간단하면서도 효과가 매우 좋다. 이것을 더욱 확대하여 사용할 수 있는데, 예를 들어 좌측의 주통肘痛에 우측의 風市穴에 자침하고 다시 좌측 合谷穴에 자침하면 주통을 즉시 멎게 할 수 있다. 또한 우측의 견통肩痛에는 좌측의 豊隆穴을 자침하고 다시 우측의 中渚穴에 자침하면 견통을 즉시 멎게 할 수 있다. 또한 좌측의 슬개통膝蓋痛에 우측의 內關穴을 자침하고 다시 좌측의 太衝穴을 자침하면 슬통을 멎게 할 수 있다(일반적으로 말하면 견인牽引하고 소도疏導하는 혈은 환측의 해당하는 경락의 수혈兪穴을 주로 취한다).

가장 좋은 효과를 보이는 경우는 경락과 배합하여 견인침법牽引鍼法을 시행하는 방식으로, 치료효과가 가장 뛰어나다. 즉 견통肩痛의 경우에는 대측對側의 원처遠處의 치료혈을 자침하고, 여기에 통증이 나타나는 부위가 양명경에 속하면 동측의 合谷이나 三間穴을 취하여 견인하고, 또한 측견통側肩痛(소양부위)에 속하면 中渚穴을 취하여 견인하며, 후견통後肩痛(태양부위)에는 後谿穴을 취하여 견인한다. 기타 각종 동통에 모두 이러한 방식으로 유추하여 응용할 수 있다.

이상은 《內經》에서 언급한 "上有病而下取之(遠取而疏導), 下有病而上取之(對取而平衡)"의 이론에 완전히 부합하는 것이다.

만약 양쪽에 모두 병증이 동시에 발생한 경우, 예를 들어 양측 슬통膝痛에는 양측 內關穴을 자침하고 다음에 양측 太衝穴에 자침한 다음에 한쪽을 먼저 염침하면서 대측의 슬관절을 움직이도록 번갈아서 시행하면, 그 작용은 서로 교차하여 발휘하게 된다.

견인침법은 도마침법과 더불어 사용하여 좋다. 예를 들어 좌측의 좌골신경통에 우측의 大白·靈骨穴에 자침하고, 다시 좌측의 束骨穴에 자침할 수 있다. 靈骨·大白穴이 도마침을 구성하며, 束骨穴과 더불어 견인침법을 형성하게 되는데, 여기에서 환측 지단肢端의 수혈兪穴인 束骨穴은 견인혈이고, 건측 원단遠端의 혈들은 치료혈이 된다.

(5) 사혈법: 암영과 청근

사혈의 대상인 암영暗影은 때로는 발오發烏라고 칭한다. 역시 병변에 대한 하나의 반응에 해당하는 것으로 모 장부臟腑나 모 경락에 병변이 발생하였을 때 항상 모처에 암영이 발현하게 되는 것을 볼 수 있다. 수장手掌과 안면에 비교적 자주 출현하는 편이지만, 이 외에도 신체의 여타 부분에서도 이러한 현상이 나타나지만 비교적 잘 드러나지 않을 뿐이다.

즉 이렇게 반응하는 병변에 대한 진단적인 가치 외에도 치료 이후에 효능이나 호전의 여부도 확인할 수 있다. 동사는 이러한 방법에 대해 매우 성통하여 치료반응에 대한 치료혈위를 확정하는 데 활용하였다. 여기에 대한 대표적인 예로 水金穴으로 해천咳喘을 치료하고, 五虎穴로 수각통手脚痛을 치료하며, 重子·重仙으로 견배통肩背痛을 치료하는 효과를 확인할 수 있는 방법으로 활용하였다.

이러한 방법은 소아과의 삼관진단법三關診斷法과 원리가 유사한 편인데, 주로 정맥압靜脈壓과 연관되어 있다. 정맥압이 다소 높으면 암영暗影이 더욱 명현해진다. 여기에 대해 자세히 설명하자면, 어느 정도의 암영은 체내 산소결핍의 정도를 반영한다. 산소결핍이 심하면 혈중의 헤모글로빈 양이 매우 높아지므로 청자색의 문로紋路인 암영이 더욱 확실히 드러나게 된다. 각 장부臟腑의 압력이 동일하지 않으므로 반영하는 부위도 동일할 수 없는 것이다.

한편 청근青筋은 정맥어靜脈瘀나 병적인 정맥류靜脈瘤에 해당하는 것으로 주로 혈압으로 인한 심장기계와 호흡기계의 병변이 있을 때 자주 보이는 것이며, 이 외에도 통비증痛痺症에서도 관찰된다.

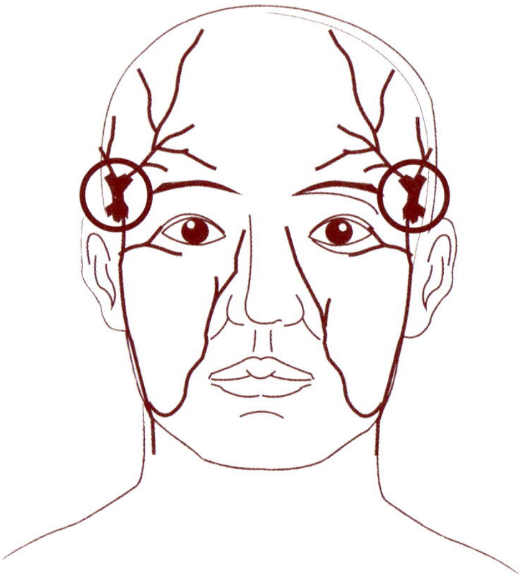

[그림1-18] 청근 호발부위

이러한 정맥의 형상은 현저하게 드러나기 쉬운데, 그 색택이 특히 청람색青藍色을 보이므로 속칭 “청근青筋”이라고 불린다. 이러한 증상은 委中, 尺澤, 비상부鼻上部, 간혹 사지四肢 외측과 魚際, 然谷 등에서도 관찰되며, 특히 장골전연腸骨前緣 및 견갑肩胛과 복벽腹壁에 발생하는 경우도 있다. 모든 전신에 이러한 병증이 발생할 수도 있다. 만약 이러한 증후를 주의하지 않으면 환처의 근본치유를 영구히 이루지 못할 것이며, 만약 이러한 것을 치료할 수 있으면 그 병환은 1~2주, 아무리 심해도 1~2개월이면 확연히 치유됨을 확인할 수 있을 것이다.

저자의 경험에 의하면 어떠한 병증이 1차 치료에 완전히 치유되는 경우도 있지만, 일반적으로 1차 치료 이후에 증상이 지속적으로 경감되는 것을 확인하고 수차례 치료하면 그 병증을 근치할 수 있다.

치료할 때에는 삼릉침을 활용하여 락맥絡脈을 자파刺破하고 소량의 흑혈黑血을 배출시켜 매 5~6일마다 재차 한 차례씩 방혈放血한다. 이때 맥관脈管에서 더이상 어창瘀漲이 관찰되지 않으면 중지한다.

이러한 청근青筋과 암영暗影을 제대로 파악하고 어혈을 제거하는 자락刺絡요법과 사혈요법은 동씨침법에서 가장 강력한 치료방법이다. 특히 만성·난치성일 경우에 반드시 우선시해야 하는 강력한 치료방법이므로, 임상에서 자락요법과 사혈요법을 다양하게 활용하면 동씨기혈을 제대로 활용하는 계기가 될 것이다.

4. 저자의 해외학회 보고문

(1) 동씨기혈董氏奇穴과 복진腹診

—2016년 11월 19일 중국 광저우 동씨기혈침법 연구회 보고문(第一屆海峽兩岸董氏奇穴針灸研討會)

근래 한국에서는 腹診을 통하여 經方(古方)에 대한 활용법으로 널리 사용하고 있다. 본인도 經方을 주로 활용하는 醫師로 鍼灸治療를 활용함에 腹診을 통하여 침구반응의 여부와 치료효과를 즉각적으로 확인하는 경우가 많았다. 그래서 鍼灸治療를 施術하는 도중에 刺鍼深度를 조정하는 방면에 많이 활용하고 있다. 약 20년간의 임상에서 각종 鍼灸治療를 한 결과, 그중에서도 董氏奇穴이 가장 확실하고 신속한 효과를 발휘함에 이번 기회에 발표하는 바이다.

腹診*은 診斷學의 중요한 부분으로 患者의 胸腹部의 病變과 證狀을 진찰함으로써 臟腑, 經絡, 氣血津液 등의 병리변화를 판단하는 진단방법의 하나다. 腹診의 기원은 실로 오래되어 東洋醫學 전반에 걸쳐 큰 영향을 미쳐왔다.

腹診을 간단하게 말하면 胸腹部의 觸診에 대한 것이고, 크게 보면 腹診은 胸腹部의 望·聞·問·切 四診에 대한 것을 포함하는 개념이다.

즉 의사의 직관적인 방법(他覺症狀)과 問診(自覺症狀)을 통하여 胸腹部의 臟腑와 經絡 등의 病理變化를 알아냄으로써 각종 疾病에서 部位, 原因, 性質, 傳變, 豫候, 禁忌와 辨證, 用藥의 중요한 객관적 指標를 제공하는 診斷法이다. 여기에서의 腹診은 後者를 말한다.

이러한 腹診의 기원은 일찍이 殷墟에서 출토된 甲骨文 중에 이미 20여 종에

* '腹診'이라는 말은 《內經》이나 《難經》 중에는 기재되어 있지 않다. 이것은 후세의 의가들이 경전의 내용을 추론하고 임상경험의 결과를 보태어 만들어낸 단어로 중국에서는 《通俗傷寒論·按胸腹》의 "欲知其臟腑何如, 則莫如按胸腹, 名曰腹診"에서 처음 등장한다.

이르는 疾病名稱에 대한 기록이 있으며, 《說文解字》에서도 "虫(蠱), 腹中蟲也"라 하였으니 곧 뱃속에 寄生蟲이 있음을 표시한 것이다.

또한 《呂氏春秋·季春紀·盡數》 "苦水所多尪與傴人"에서 "尪"은 곧 새가슴(Pigeon chest)이다. 《山海經·北山經》에는 "月采"(大腹), 〈北次二經〉에는 "腹痛", "衕"(痢疾) 등의 병명과 증상이 기재되어 있는 것으로 보아 腹診이 初步的이나마 이미 이 시기에 운용되었음을 미루어 짐작할 수 있다.

《史記·扁鵲傳》에 보면 戰國時代의 扁鵲은 虢太子의 死生判斷을 함에 있어 "……循其兩股, 以至于陰, 當尚溫也."의 방법을 썼다고 하며, 外科에 정통했던 것으로 알려진 華佗는 "按癰瘍發結於臟腑之內, 雖針藥亦無所用之, 先生治斯類險症, 常先令服麻沸散, 旣昏罔覺, 因刳破腹背, 抽割聚積, 若在腸胃則斷截湔洗, 除去疾穢已而縫合, 五六日而創合, 月餘而平復矣."라고 孫思邈이 《華佗神醫秘方》에서 말한 것처럼 수술 전에 반드시 腹診을 참고하였음을 알 수 있다.

이렇듯 腹診은 東洋醫學 이론체계의 형성과정 중에 생겨났으며, 診斷學에 있어 중요한 위치를 차지하고 있다.

《黃帝內經》을 살펴보면 腹診에 관한 내용들이 많이 기재되어 있고 腹證에 대해서만 설명한 편이 있을 정도로 腹診에 대해서 체계적인 설명을 하고 있음을 알 수 있다.

《靈樞·外揣》을 보면 "夫日月之明, 不失其影, 水鏡之察, 不失其形, 鼓響之應, 不後其聲, 動搖則應和, 盡得其情. ……合而察之, 切而驗之, 見而得之, 若淸水明鏡之不失其形也."라고 하여 五臟의 병변이 외부로 표현되는 관련성에 관하여 언급하고 있으며, "若鼓之應桴, 響之應聲, 影之似形. 故遠者, 司外揣內, 近者, 司內揣外"라 하였으니, 이는 곧 "司外揣內"의 이론으로서 外揣診法의 기본원리를 설명하고 腹診의 방법론적인 근거를 제공하고 있다.

《內經》의 腹診 방법은 《靈樞·邪氣臟腑病形》 등의 편에서 보는 것과 같이, 望

聞問切의 四診을 포괄하고 있다. 腹診의 辨證運用에 관해서는 병의 위치, 원인과 성질을 변별하는 내용들이 《素問》의 〈氣厥論〉, 〈咳論〉, 〈擧痛論〉와, 《靈樞》의〈脹論〉, 〈水脹〉, 〈刺節眞邪〉 등 많은 편에 나온다.

《難經》에서 腹診에 관해 기재되어 있는 내용은 크게 두 가지로 요약할 수 있다. 첫째는 五臟의 병변이 복부의 체표에 어떻게 나누어 나타나는가 하는 것이고, 둘째는 動氣를 진단하는 방법에 대해서이다.

〈五十六難〉에서는 五臟의 積證이 표현되는 부위와 형태의 특징, 兼症에 대해 논하였고, 〈十六難〉에서는 五臟의 질병의 內外證에 관련된 것들과 특히 "有動氣, 按之牢若痛"에서 보는 것과 같이 動氣를 진단하는 방법에 관해 설명하였다.

본인은 이러한 腹診을 통하여 각종 鍼灸療法과 韓藥의 적응에 다양하게 접근할 수 있었는데, 특히 그중에서도 효과가 가장 신속하고 정확하게 나타나는 董氏奇穴의 활용에서 가장 두드러지게 활용할 수 있었기에 다음과 같이 보고하는 바이다.

① 胸脇苦滿, 또는 按壓痛

傷寒論 六經病證에서의 少陽病 단계에 대표적인 自覺症狀이거나 神經精神的인 문제로 발생하는 肝氣鬱結에 腹診함에 壓痛을 확인할 수 있는 病證으로 經方에서는 大柴胡湯, 柴胡加龍骨牡蠣湯, 四逆散 등에 확연히 드러나는 특징이 있다. 이러한 경우에 董氏奇穴의 火串, 火散 등에 자침하면 즉시 쾌차되는 것을 확인할 수 있었다. 이 외에도 肝膽病으로 발생하는 胸脇部의 壓痛에는 腸門-肝門, 또는 上三黃穴에 刺鍼하여 즉시 호전되는 것을 확인할 수 있다.

② 心下滿(心下痞)

食道와 胃腸에서의 염증에 주로 반응하는 부위이지만 관련된 질병이 매우 많아서 癲狂, 癎疾, 心悸亢進, 不眠症, 狹心症 등 心病 症候와 胸悶, 噎膈, 反胃, 氣鬱, 結胸證, 食滯, 嘔吐, 胃脘痛, 姙娠惡阻에 가장 효과적인 경혈이 바로 內關穴이다. 특히 楊維傑先生의 一鍼療法에서 膝關節痛에 가장 효과적인 名穴인데, 대개 辨證상 脾胃, 心包 및 心經과 관련이 깊다. 상기한 경우에 施術者가 心下部에 압박을 하였을 때 심하게 통증을 호소하거나 자각적으로 답답하거나 은은한 통증을 호소하는데, 이러한 경우에 內關穴에 刺鍼하면 즉시 腹診상 壓痛反應이 소실되며 연속적으로 膝關節痛이나 胃脘痛 등이 완화된다.

③ 中脘穴 按壓痛

中脘穴은 해부학적으로 胃低部나 十二指腸에 해당하며 經方에서 黃連湯의 적응증, 즉 胃十二指腸潰瘍, 水結胸으로 인한 腹痛, 胃酸過多, 胃痙攣 등 消化器의 질병에 해당하는 경우가 많다. 이러한 경우에는 董氏奇穴 중에서 火連穴 또는 四花血群에 사혈을 하여 즉시 소실되는 경우가 매우 많다.

④ 臍中 按壓痛

臍 주위는 대개 해부학적으로 小腸에 해당하는 부위이며, 小腸은 "泌別淸濁"하는 臟腑로 小腸經이 유주하는 부위의 痛症, 즉 肩臂痛, 頸項痛, 耳鳴, 耳痛, 側頭痛을 비롯하여 小便의 異常, 특히 心-小腸移熱의 不利으로 발생하는 각종 成人病(高脂血症, 高血壓, 肥胖 등)에 확인이 되는 부위이다. 四花穴群이나 火包穴에 瀉血을 하거나 火主, 火硬穴에 刺鍼하여 압통점이 소실되는 경우가 많다.

⑤ 腎臟 按壓痛

脇肋部에서 아래의 深部에는 腎臟이 위치하고 있는데, 이 주위의 氣血循環에 문제는 腎臟의 排尿機能과 관련되어 있는 炎症性 疾患, 痛症性 疾患인 경우에 자주 확인된다. 腎臟의 募穴인 京門穴을 확인하여도 동일한 효과가 확인된다.

對側으로 通腎, 通胃, 通背穴에 자침하면 즉각 소실되는 경우가 많다.

⑥ 右側 少腹部의 壓痛

小腸과 大腸과 盲腸이 서로 만나는 부위로 여기에서의 壓痛은 주로 陽虛로 인한 冷症, 下焦의 濕熱下注, 免疫機能의 이상으로 인한 炎症性 疾患에 빈번하게 관찰된다. 陽虛로 인한 경우에는 靈骨－大白의 深刺로 확연히 호전되며, 下焦의 濕熱로 인한 女性의 帶下疾患에는 雲白, 李白, 肩中穴이 효과적이며, 大腸의 水分代謝異常으로 유발된 각종 病症에는 足千金－足五金, 또는 門金穴이 효과적이다. 특히 坐骨神經痛, 腰脚痛 등에 下肢擧上檢査(SLR)를 시도하여 擧上 시에 불리한 경우에도 對側 靈骨－大白穴이 가장 우수한 효과를 발휘한다.

⑦ 左側 少腹部의 壓痛

여기에 해당하는 해부학적인 구조물은 直腸을 중심으로 血管分布가 充實하여 瘀血로 인한 蓄血이 잦은 부위이다. 주로 痔疾, 痔漏, 또는 瘀血性 肩臂痛이나 腰脚痛, 女性의 瘀血性 婦人科疾患(腫瘤)이 확인되는 부위이다. 委中穴에서의 瀉血과 四花穴群에서의 瀉血이 효과적이다. 이 외에도 血虛나 腎虛로 辨證되는 경우의 腰痛에는 婉順一－婉順二穴의 刺鍼이 효과적이다.

⑧ 臍下에서의 陷沒(無氣力)

任脈의 石門, 關元, 中極穴位의 壓診 시에 無氣力과 陷沒은 모두 腎氣虛證에 자주 확인된다. 또한 觸診 시에 寒冷感은 腎陽虛와 관계가 깊어서 老化와 관련된 각종 병증이나 冷症과 관련이 깊다. 董氏奇穴의 下三皇穴에 深刺하여 확실히 병증을 개선시킬 수 있다.

이렇게 腹診을 통한 董氏奇穴의 활용법은 새롭게 창제한 것은 아니며, 董氏奇穴은 그 자체로 충분한 체계와 완성도를 가지고 있기에 필자는 새로운 활용 방안을 연구한 것을 소개하였다.

여러 침법을 연구하고 숙련하여도 역시 董氏鍼法의 치료효과가 가장 강력하고 신속한 결과를 발휘한다는 것을 임상에서 직접 체득하였으며, 그 일부를 이번 기회에 발표하였다. 아직 더 확인해야 할 부분이 많으므로 추가적인 연구는 더 精進하여 발표할 예정이다.

(2) 동씨기혈의 七七部位와 八八部位를 중심으로 보는 새로운 해석

—2018년 11월 24일 중국 광저우 동씨기혈침법 연구회 보고문(第三屆海峽兩岸董氏奇穴針灸研討會)

동사경창董師景昌은 중국의 산둥山東성 핑두平度현 출신으로 1916년에 출생하셨고 1975년에 작고하셨다. 선생께서는 생전에 40년의 세월 동안 무려 40만여 명의 환자를 진료하였으며, 외국의 대통령을 찾아가서 난치성 질환을 완치시켜 대만의 중의계에서는 처음으로 훈장을 받는 영광을 누렸을 정도로 명성이 자자했다.

선생께서는 일찍이 동양의학의 근간과 조상대대의 가전家傳으로 전승되던 독특한 침구학설을 부친으로부터 계승하였으며, 특유한 진찰법을 개발하여 또 다른 분야를 새롭게 개척하였다. 오늘날 유럽과 미국에서 특히 관심을 널리 받고 있는 동씨침법董氏鍼法을 더욱 개발하고 집대성하였으니, 근간의 평가로는 명대明代의 양계주楊繼洲 선생 이후에 침구계의 제1인자로 불려도 손색이 없는 분이라고 칭송받고 있다.

이러한 동씨가문에서 전승된 동씨침법은 시술하는 부위가 제가諸家에서 전하여 오는 시술법과는 상이하고 독특한 치료법이다. 일반적인 자침법刺鍼法과 같이 복잡하지 않고 시술이 간편한 것이 특징이지만, 그 무엇보다 강력한 치료효과를 발휘하는 훌륭한 침구활용법으로 전 세계에 널리 알려져 있다.

그 이유는 동씨침법이 상세하면서도 정밀한 이론이며 매우 심오하면서도 함축된 내용을 내재하고 있기 때문이다. 그래서 이러한 치료법을 제대로 연구하려는 사람들은 반드시 깊이 탐구해야 한다. 오랜 기간 익숙해져야 제대로 된 효능을 능히 체험할 수 있게 되었다고 말할 수 있다. 그 제자이신 양유걸楊維傑 선생의《鍼灸經緯》등에 기재된 수많은 문장 중에서 볼 수 있듯이, 그 맥락을 제대로 이해하여야 정확한 적응증을 찾아낼 수 있을 것이다. 본장에서는 이러한 연구에 필요한 기초적인 몇 가지 이론을 살펴보겠다. 七七部位와 八八部位는 동씨기혈에서 가장 중요한 부분이다. 七七部位는 곧 소퇴부위이고, 八八部位는 바로 대퇴부위를 지칭한다. 임상에서는 일반적으로 전신기능의 조정과 직결되는 방면으로 활용하며, 직접적으로 장부臟腑의 병변을 주치하여 침구치료에 대한 효과가 신속하고 현저하다. 足解穴을 제외하고는 대개 도마침법을 병행한다. 예를 들어 駟馬穴은 폐의 병변을 치료하는 요혈군이 되며 '폐주피모肺主皮毛'의 관계에 따라 피부병을 치료하는 특효혈이 된다. 또한 上三黃穴은 간병을 치료하고, 下三皇穴과 通腎穴·通胃穴·通背穴은 신장병을 치료하며, 通關穴·通山穴·通天穴은 심장병을 치료하는 것과 같은 방식으로 장부의 병변을 조정한다.

이 중에서 七七部位에 있는 해부학적인 구조물에서 중요한 것은 경골脛骨, 아킬레스건, 그리고 체중을 받치고 발의 운동을 지배하는 많은 근육들이다.

이 중에서 경골脛骨은 인체의 체중을 대부분 받아낼 수 있도록 수직기둥의 형태로 놓여 있다. 비골腓骨은 체중이 실리지 않지만 골간막骨間膜을 통하여 경골과 연결되어 있기 때문에 근육의 접착부를 위한 추가 공간을 제공하며 족관절足關節을 이루기 위한 격자의 형성에 도움을 준다. 이렇게 보면 경골은 체중을 좀 더 지지하는 골격으로서 기능이 강한 편이라 신주골腎主骨하는 장상학臟象學적인 개념에서 신장과의 관련성이 많다. 비골은 운동을 위한 근육을 지지하는 효과가 강하니 비골두腓骨頭 직하에 있는 陽陵泉은 근회혈筋會穴로 알려져 있다. 또한 인체의 대표적인 아킬레스건에 있는 正筋과 正宗은 인체의 건 이상, 특히 자세와 관련된 척추골의 심층에 부착되어 있는 건들의 정상화에 가장 적합한 조합이다.

대퇴부의 대표적인 해부학적인 구조몰인 대퇴골은 인체에서 전체 키의 약 4분의 1 정도를 담당할 정도로 우리 몸에서 가장 길고 크며 단단한 골조직이다. 대퇴골체는 원주상을 이루고 후면에 세로로 달리는 조선(linea aspera)이 있어 많은 근육을 부착한다. 하단은 다시 굵어져 내·외측과(medial and lateral condyles)를 이루는 특징이 있는데, 이렇게 강하고 단단한 근육을 여럿 부착하고 있는 중요한 부위다. 특히 대퇴골의 골수는 인체에서 조혈造血기능을 담당하여 혈구血球를 가장 많이 생성하니, 일반적으로 골다공증과 같은 병증에 가장 먼저 조송증粗鬆症이 형성되는 대표적인 골격이다. 또한 대퇴부 안에 上三黃穴의 주변에 있는 대퇴동맥은 천층淺層과 심층深層이 복잡하게 발달되어 있다. 골수에서 조혈造血한 혈구를 전신에 공급하는 혈관층이 발달되어 있으니 '간장혈肝藏血'과 관련이 깊어 보인다. 이렇게 해부학적인 특성과 기능으로 七七部位나 八八部位를 살펴보면, 역시 동씨침법이 임상에서 확실히 강력한 효과를 보일 수 있음을 인식할 수 있을 것이다.

제2장
동씨기혈의 취혈법

1. 一一部位

一一部位(수지手指부위)는 손가락의 부위를 지칭하는 것으로 수장부手掌部와 수배부手背部가 모두 여기에 속한다. 수장부에는 5선이 있고 수배부에는 3선이 있는데, [그림2-1]과 [그림2-2]를 보면서 설명하겠다.

수장부手掌部의 5선은 손가락 중 수장부에 해당하는 것으로 엄지손가락 쪽을 '외측', 새끼손가락 쪽을 '내측'이라 칭한다[그림2-1]. 이하 수장부나 수배부를 막론하고 모두 이렇게 부른다. 다섯 선으로 분류하여 중앙선을 C선, 외측(엄지손가락 쪽)의 적백육제를 A선, A선과 C선의 중앙선을 B선, 내측(새끼손가락 쪽)의 적백육제를 E선, E선과 C선의 중앙선을 D선이라 칭한다. 이상과 같이 5선으로 구분하여 수장부에서 혈위를 찾는다.

수배부手背部의 3선은 손가락 중 수배부를 가리킨다[그림2-2]. 수장부에 비해 간단한 편으로 외측, 내측, 중앙의 3선으로 나누며, 내·외측은 모두 골격을 따라 연접하여 자침하고 중앙은 피하침皮下鍼으로 자침한다.

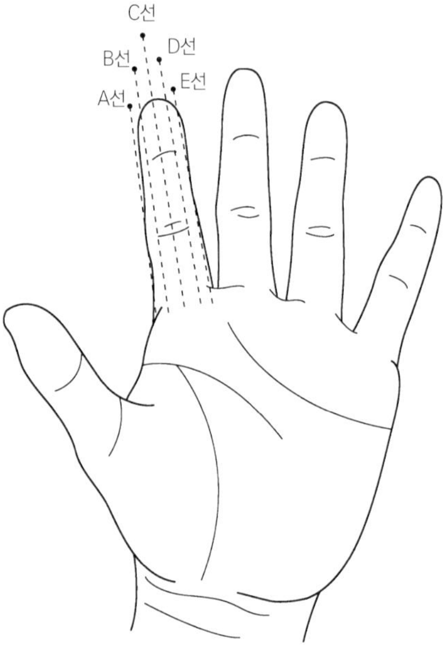

[그림2-1] 수장부의 5선

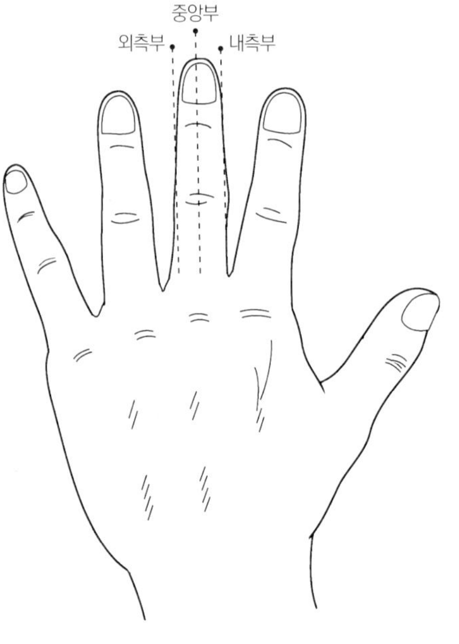

[그림2-2] 수배부의 3선

네 가지 분점分點은 혈위의 위치에 따라 수장부와 수배부를 막론하고 그 분포는 아래의 네 가지의 사항에 따라 분류한다.

㉮ **이분점법二分點法을 통한 일혈一穴**: 양지兩指의 횡문 사이에 1혈이 있고, 그 중점에서 취혈한다.

㉯ **삼분점법을 통한 이혈二穴**: 양지兩指의 횡문 사이에 2혈이 있고, 양지의 관절 간 거리의 3분의 1 지점에 각각 1혈씩 있다.

㉰ **사분점법四分點法을 통한 삼혈三穴**: 양지兩指의 횡문 사이에 3혈이 있고, 우선 양지 관절의 중점을 취혈하며, 다시 이 중점과 양측의 중점에 각 1혈씩 취한다.

㉱ **육분점법六分點法을 통한 오혈五穴**: 연속 5혈의 혈위는 오직 五虎穴만이 여기에 해당하는데, 五虎穴은 임상에서 매우 다양하게 활용되므로 취혈법이 매우 중요하다. 취혈 시에 먼저 양지兩指 횡문의 중점을 五虎三穴로 취혈하고, 다시 五虎三穴의 아래위로 3분의 1 지점에 1혈씩 취혈한다.

정리해보면 양지兩指의 횡문 사이를 6등분하고, 6분의 1 지점마다 각 1혈씩 취혈한다. 이상이 수지手指부위에서 동씨기혈을 찾는 규율이며, 一一部位의 혈위를 찾는 주요 원칙이다. 이러한 취혈법을 숙지하면 수지부위의 혈을 찾는 데 큰 어려움이 없을 것이다.

1.1 大間穴

【부위】 수장부手掌部 집게손가락의 제1절 정중앙에서 엄지손가락 바깥쪽 3푼선(B선)에 위치한다.

【주치】 심장병, 슬개통膝蓋痛, 산증疝症(소장기小腸氣), 안각통, 고환추통睾丸墜痛

【수기법】 자침심도 1푼에서 2푼은 심장병변을 치료하고, 자침심도 2푼에서 3푼은 소장기小腸氣·산기疝氣·슬통膝痛을 치료한다. "左病右取, 右病左取"한다.

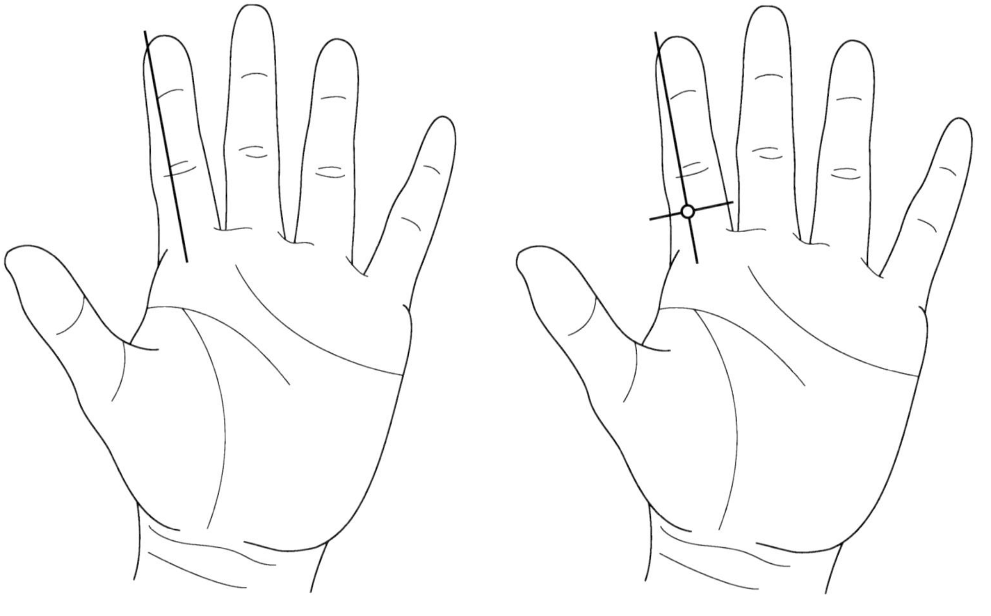

1.2 小間穴

【부위】 수장부手掌部 집게손가락의 제1절 외상방外上方에서 大間穴 위로 2푼인 곳이다.

【주치】 기관지염, 토황담吐黃痰, 흉부발민胸部發悶, 심계항진, 슬개통膝蓋痛, 소장기小腸氣, 산기疝氣, 안각통, 장염

【수기법】 5푼침으로 자침심도 1푼은 심폐병변을 치료하고, 2~2.5푼은 소장기, 산기, 슬통을 치료한다.

【해설】 본 혈위는 수양명대장경에 해당하므로 폐-대장의 장부상통臟腑相通과 관련한 호흡기질환이나 대장경이 주主하는 안면병증, 그리고 간-대장의 별통에 의거하여 간경이 주하는 소복부小腹部의 산증疝症과 소복통을 치료한다. 심자深刺가 불가한 부위이므로 급성질환이나 비교적 가벼운 병증에 적당할 수 있다.

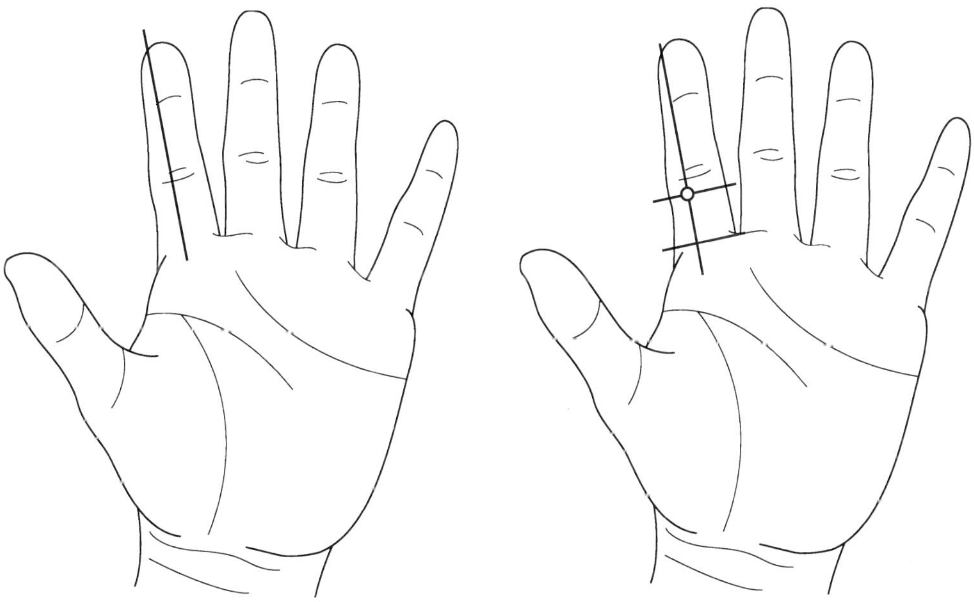

1.3 木穴

【부위】 수장부手掌部 집게손가락의 제1절 중앙에서 새끼손가락 쪽으로 2푼선(D선)에 있는 3분점법으로 2혈이다.

【주치】 간염왕肝炎旺, 비기조脾氣燥

【수기법】 심도 2~3푼

【해설】 혈명에서도 알 수 있듯이 동씨기혈에서 '木'이라는 명칭이 있을 경우에는 간-담, 목目, 현훈, 간비불화肝脾不和, 간기울결肝氣鬱結 등과 연관된 병증을 주치한다. 또한 대장경大腸經선상에 해당하니 비염의 개선에도 좋은 효과를 보인다.

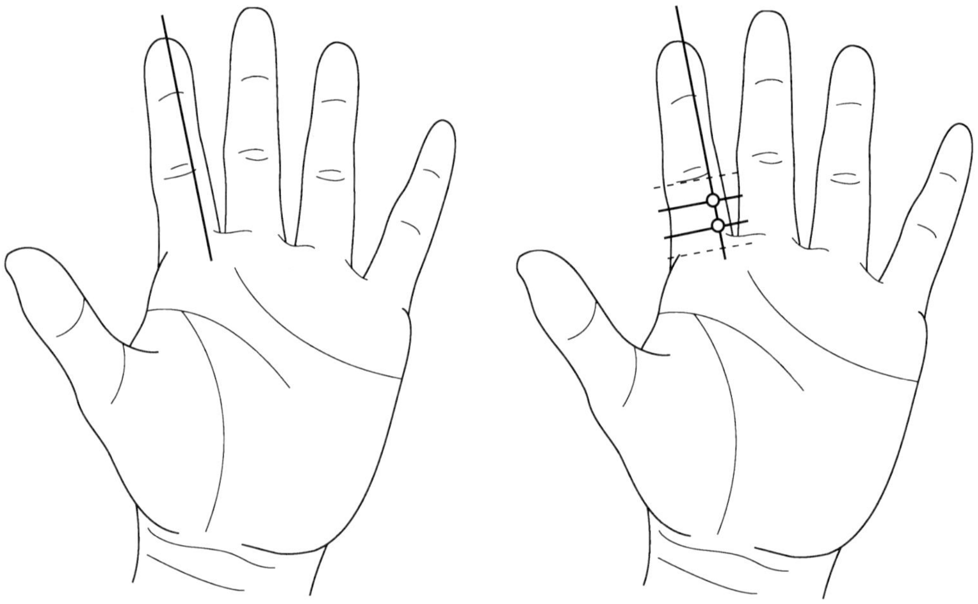

1.4 心常穴

【부위】 수장부手掌部 가운뎃손가락의 제1절 중앙선에서 새끼손가락 쪽으로 2푼선(D선)에 있는 3분점법으로 2혈이다.

【주치】 심계항진, 심장병, 심장성 풍루병風漏病

【수기법】 심도는 1~2푼

【해설】 心常穴은 심포경이 위치하는 가운뎃손가락에 위치하여 심장의 기능이나 심포와 관련된 병증을 주치한다. 혈명에서 볼 수 있듯이, 심계항진과 같은 심장의 기능을 정상화시키는 의미가 함축된 대표적인 기혈이다.

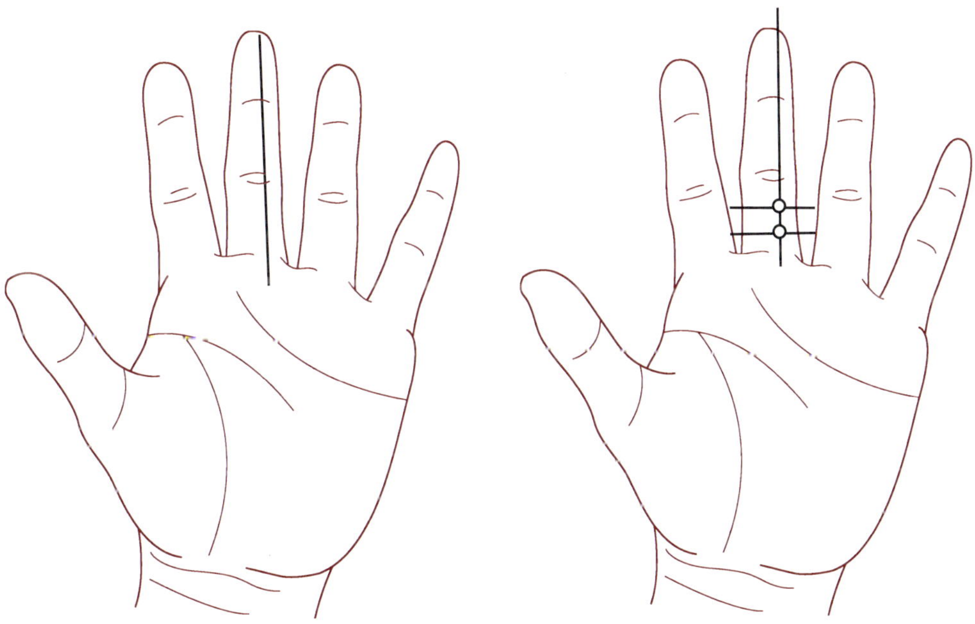

1.5 還巢穴

【부위】 수장부手掌部 약손가락의 제2절 외측선(E선)에서 정중앙이다.

【주치】 자궁통, 자궁류子宮瘤, 자궁염, 월경부조, 적백대하赤白帶下, 수란관불통輸卵管不通, 자궁부정子宮不正, 소변과다, 음문발종陰門發腫, 안태安胎

【수기법】 5푼침으로 2~3푼의 심도

【해설】 還巢穴은 부인병에 가장 많이 활용되는 대표적인 동씨기혈로 婦科穴과 같이 쓴다. 난소의 기능을 정상화시키는 대표적인 혈이다.

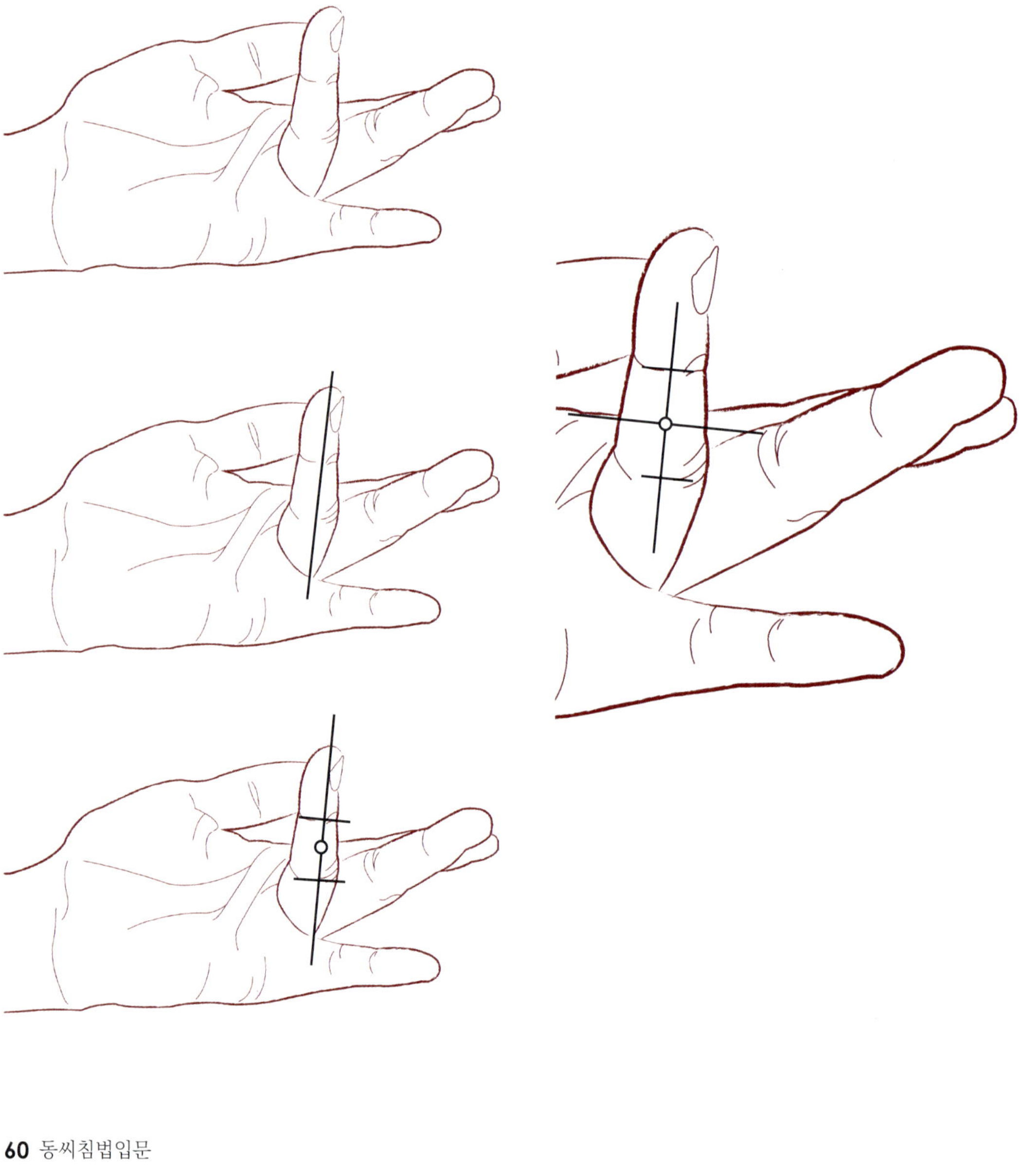

1.6 火膝穴

【부위】 새끼손가락의 조갑외측爪甲外側 뒤로 2푼인 곳이다.

【주치】 슬개통膝蓋痛, 관절염, 심장성 풍루병風漏病

【수기법】 5푼침으로 자침심도 1~2푼

【해설】 혈명에서 볼 수 있듯이 火膝穴은 슬관절의 화열성火熱性 병증을 주치한다. 점자출혈을 원칙으로 시술한다.

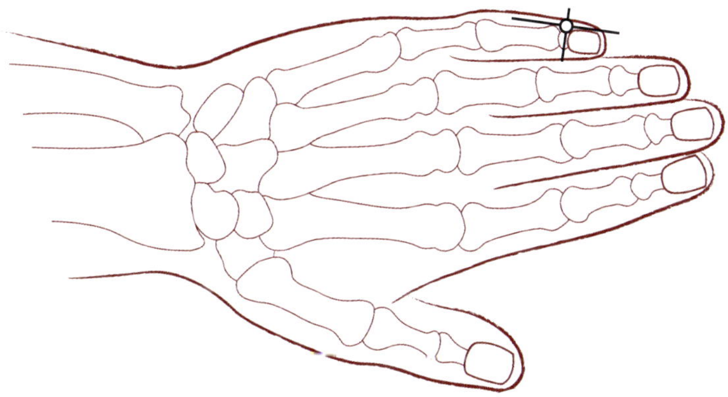

1.7 二角明穴

【부위】 수배부手背部 가운뎃손가락의 제1절 중앙선상에서 3분점법으로 2혈이다.

【주치】 섬요차기閃腰岔氣, 신통身痛, 미릉골통眉稜骨痛, 비골통鼻骨痛

【수기법】 5푼침으로 외측(새끼손가락 방향)을 향해 피하에서 2푼 횡자橫刺한다. 여기에서 자침방향을 주의한다.

【해설】 二角明穴은 동씨기혈에서 섬요閃腰, 즉 허리가 삐끗한 경우에 가장 많이 활용한다. 이각명의 이二는 '화火'를 상징하고, 각角은 오음五音 중에 '목木'에 해당한다. 목은 장상학적으로 근筋에 해당하며 화火는 급성질환을 함축한다. 가장 부합하는 병증으로는 급성 요부염좌로 인한 좌섬요통挫閃腰痛에 적합한 것을 알 수 있다.

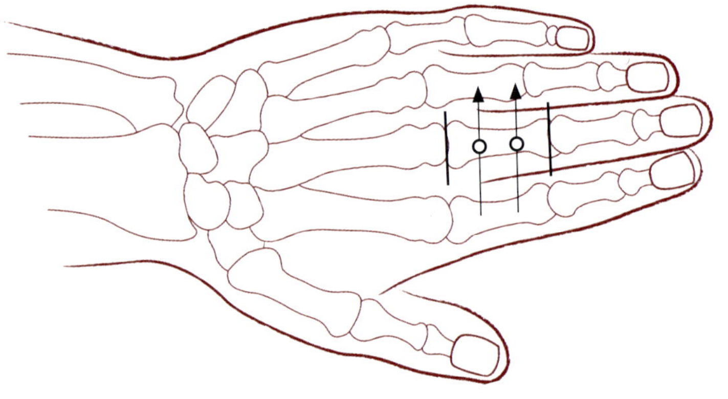

1.8 心膝穴

【부위】 수배부手背部 가운뎃손가락 제2절의 엄지손가락 쪽과 새끼손가락 쪽 적백육제의 중점인데 2분점법으로 각 1혈이다.

【주치】 슬개통膝蓋痛, 견갑통肩胛痛

【수기법】 5푼침으로 1～2푼의 심도

【해설】 心膝穴은 심포경에 위치하는 슬관절통膝關節痛을 치료하는 요혈이다. 슬관절은 위경에 위치하는데, 위胃와 심포는 별통의 관계인 것에 의거한다.

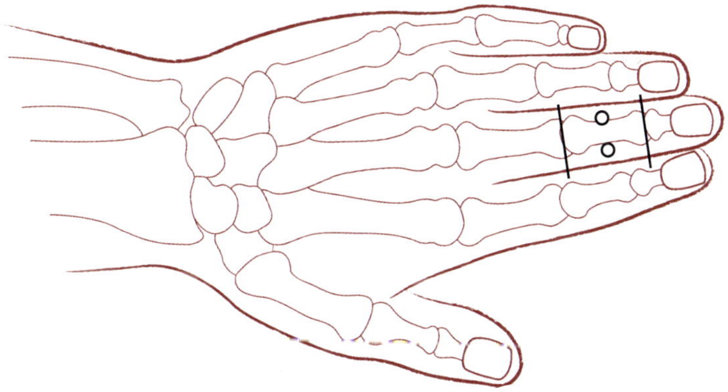

1.9 木火穴

【부위】 수배부手背部 가운뎃손가락의 제3절 횡문에 있는 중앙점이다.

【주치】 반신불수(상열하한上熱下寒)

【수기법】 외측(새끼손가락 방향)을 향하여 피하로 횡자橫刺하는데, 자침방향에 주의한다.

【해설】 본혈은 동사께서 외국 대통령의 반신불수를 치료한 대표적인 기혈로 유명하다. 혈명에서 볼 수 있듯이 '木'과 '火', 즉 간풍내동肝風內動으로 인한 간화상염肝火上炎, 심화상염心火上炎 등으로 인한 모든 병증을 다스린다. 특히 상열하한上熱下寒의 상태에 필수적인 요혈이므로 갱년기 이후에 발생하는 고혈압, 중풍, 화병 등에 효과적인 기혈이다. 장시간 유침하면 체력이 저하되거나 저혈압이 될 수 있으므로 7~8분의 유침을 원칙으로 한다.

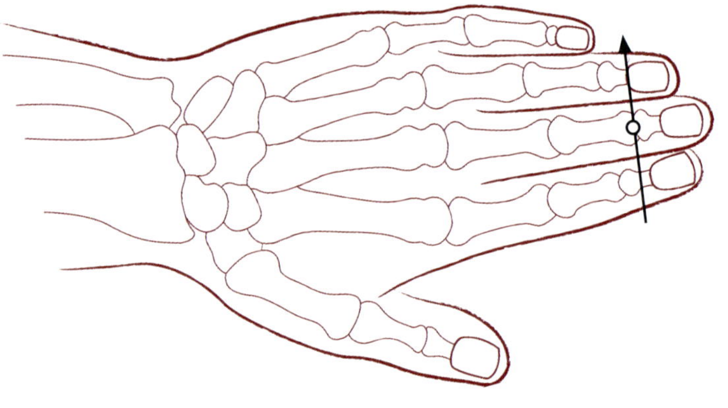

1.10 婦科穴

【부위】 수배부手背部 엄지손가락의 제1절 외측선에서 3분점법으로 2혈이다.

【주치】 자궁염, 자궁통(급·만성), 자궁기류子宮肌瘤(근종), 소복창小腹脹, 부인구년불잉婦人久年不孕, 월경부조, 월경통, 월경과다 혹 과소

【수기법】 골격에 연접하여 자침하는 데 2~3푼, 도마침법

【해설】 동씨침법에서 기혈을 자침하는 각도는 몇몇 경우를 제외하고는 거의 직자直刺가 원칙이다. 하지만 婦科穴은 직자로 자침하지 않고 근육을 살짝 들어 올린 채 뼈에 연접하여 위(손등 쪽)에서 아래(손바닥 쪽)를 향하여 자침한다. 너무 심자하면 투자透刺될 수 있다는 점을 주의한다.

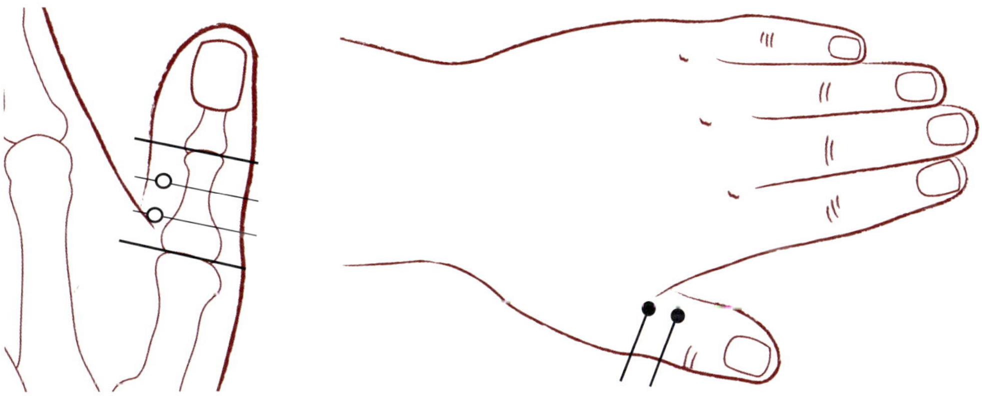

1.11 制汚穴

【부위】 수배부手背部 엄지손가락의 제1절 중앙선에서 새끼손가락 쪽으로 3푼선(외측선)에서 3분점법으로 2혈이다.

【주치】 구년악창久年惡瘡, 불결(창)구不結(瘡)口

【수기법】 삼릉침으로 점자하여 흑혈黑血을 출혈시킨다.

【해설】 制汚穴은 피부병증 중에서도 악성적인 상태인 경우에 최후의 치료방법으로 선택할 수 있다. 특히 아토피피부염, 당뇨병성 피부병증 등 기혈氣血의 순환이 극히 불리하여 피부의 정상적인 대사가 심각하게 파괴된 경우, 특히 새살이 나지 않고 손상받은 상처가 아물지 못하는 경우에 치료효과를 발휘할 수 있는 기혈이다.

또한 동씨침법에서 사혈을 시도하는 경우에는 상기한 부위와 취혈법에 과도하게 구애받을 필요가 없다. 청근青筋이나 암영暗影의 여부가 더 적당한 치료점에 해당할 수 있음을 기억해야 한다.

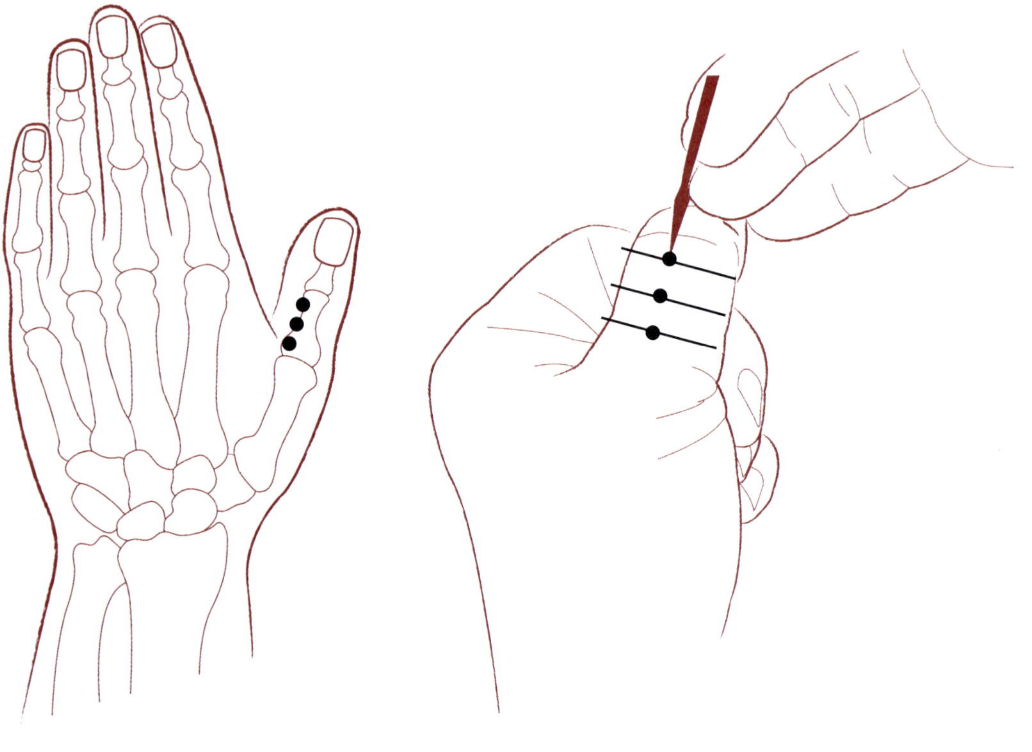

1.12 五虎穴

【부위】 수장부手掌部 엄지손가락의 제1절 요골측으로 외측선(A선) 적백육제에서 6분 점법으로 5혈이다(2푼마다 1혈이다). 본절 쪽에서 차례대로 五虎一, 五虎二, 五虎三, 五虎四, 五虎五穴이라고 명명한다.

【주치】 전신골종全身骨腫

【수기법】 엄지손가락 요골측의 적백육제에 자침하며 각 혈의 심도는 2~4푼 정도이지만 치료를 목적으로 하는 부위의 원근에 따라 정해진다.

【해설】 五虎穴은 전신의 관절염, 비증痺症에 가장 강력한 치료효과를 발휘한다. 대측對側 상지의 병증에는 五虎一, 五虎二穴을 취혈하고, 대측 견관절이나 슬관절에는 五虎三穴을 취혈하며, 대측 족관절을 목표로 자침할 경우에는 五虎四, 五虎五穴을 취혈한다.

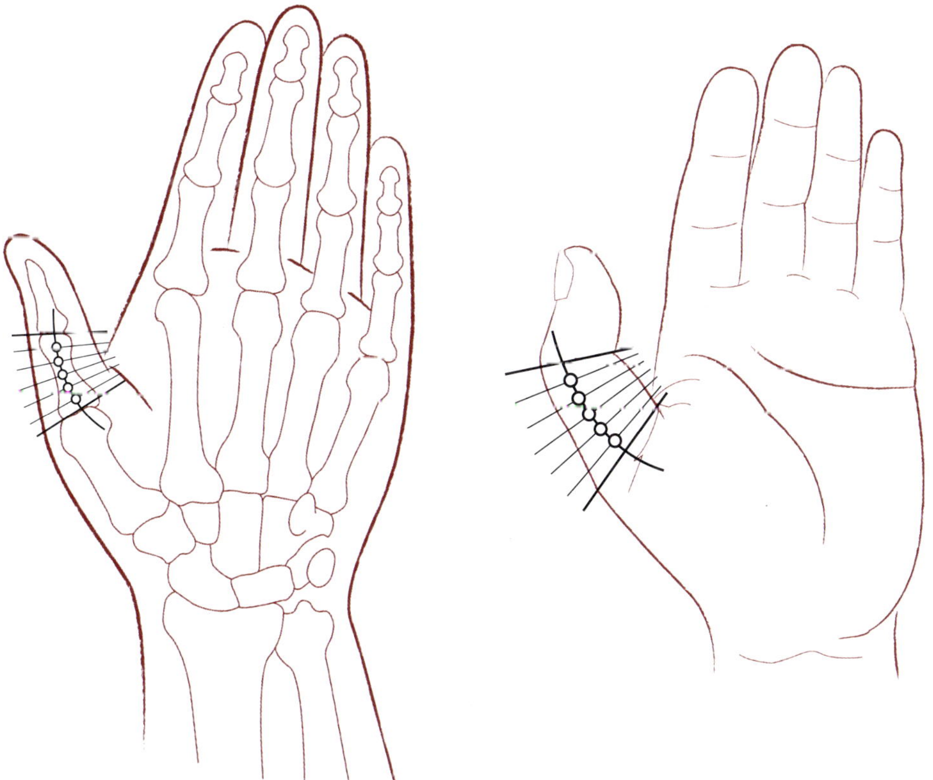

2. 二二部位*

2.1 重子穴

【부위】 수장부手掌部 호구에서 하방下方으로 약 1촌이며 제1중수골中手骨과 제2중수골의 사이다.

【주치】 배통背痛, 폐렴, 감모, 해수咳嗽, 기천氣喘(소아에게 더욱 특효)

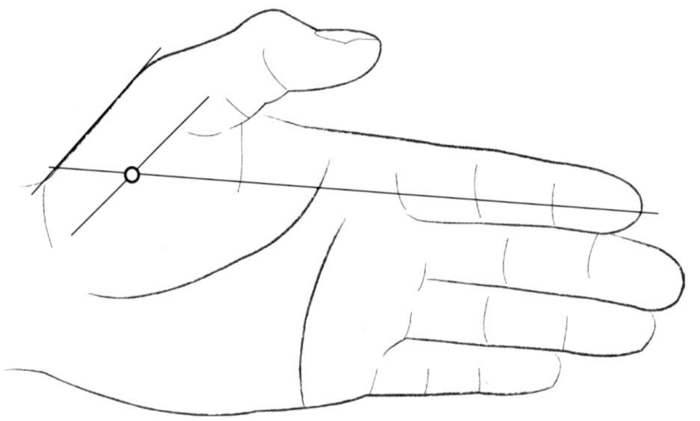

* 수지(手指)부위를 제외한 수장(手掌)과 수배(手背), 즉 손을 지칭한다.

2.2 重仙穴

【부위】 대지골大指骨과 식지골食指骨의 협봉夾縫 사이로 호구에서 2촌인 곳이며 수배부手背部의 靈骨穴과 정반대로 수장부手掌部에 위치한다.

【주치】 배통背痛, 폐렴, 퇴소退燒, 심계항진, 슬개통膝蓋痛

【수기법】 1.5촌침으로 자침심도는 1촌이며 일침一鍼만 단용單用할 경우에는 重子를 자침하지만, 일반적으로 重子와 重仙穴을 도마침법하는 것이 더욱 효과적이다.

【해설】 重子-重仙穴의 조합은 폐경肺經에 위치하므로 폐경의 병증과 폐와 별통하는 방광경에 있는 견배부肩背部의 병증을 주치한다. 특히 대측對側 견배통肩背痛에 대한 치료효과가 가장 훌륭한데, 견갑골 주위의 견배통이 장기화되면 또한 하지의 슬관절에 악영향이 될 수 있다. 그래서 만성적인 슬관절통膝關節痛이 있는 환자들의 자세는 견배부肩背部의 이상을 대개 보인다. 이러한 맥락으로 견배통과 슬관절통을 동시에 호소하는 환자에게는 重子-重仙穴의 도마침법이 매우 훌륭한 선택이 될 수 있다.

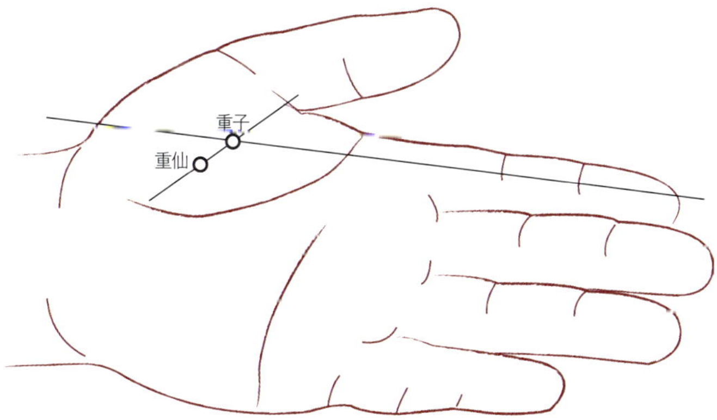

2.3 上白穴

【부위】 수배면手背面의 제2중수골中手骨과 제3중수골이 교차하는 골격의 사이이며 지골指骨과 중수골 접합처에서 아래 수관절手關節 측으로 5푼인 곳이다.

【주치】 안각발홍眼角發紅(각막염), 좌골신경통, 흉하통胸下痛(심장 쪽)

【수기법】 1촌침으로 3~5푼

【해설】 동씨침법에서 '白'의 명칭을 보이는 기혈들은 모두 폐-대장, 기병氣病, 피부질환, 여성의 냉·대하와 연관성을 보인다. 또한 백색의 오행五行인 금金과 관련이 있으니, 특히 금극토金剋木를 통한 간목지기肝木之氣의 항진을 억제하는 의미가 내포되어 있다. 그래서 안과 방면의 염증이나 간양상항肝陽上抗으로 인한 고혈압에도 효과적이다.

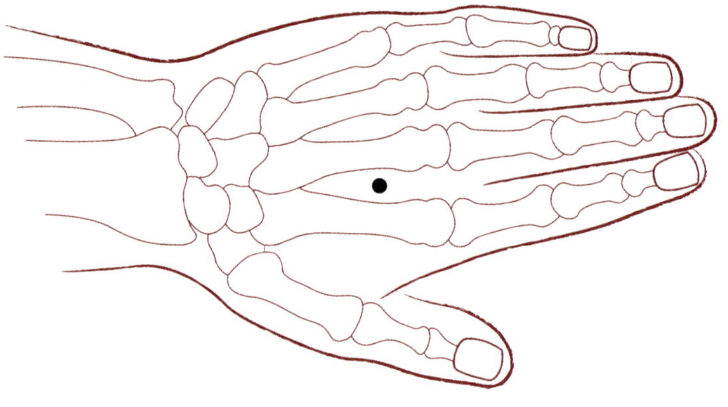

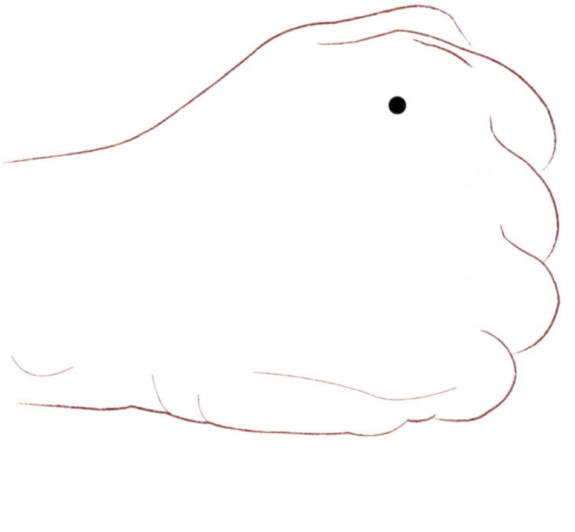

2.4 大白穴

【부위】 수배부手背部의 엄지손가락과 집게손가락이 교차하는 골간함중骨間陷中으로 제1 장골掌骨과 제2장골의 중간 함몰처이다.

【주치】 소아기천小兒氣喘, 발고소發高燒(특효), 폐기능 불리로 인한 좌골신경통, 폐렴

【수기법】 1.5촌 침으로 5~6푼의 자침심도는 좌골신경통을 치료하며 삼릉침으로 사혈하면 소아기천, 발고소, 급성폐렴을 치료한다.

【주의】 임산부는 금침禁鍼한다.

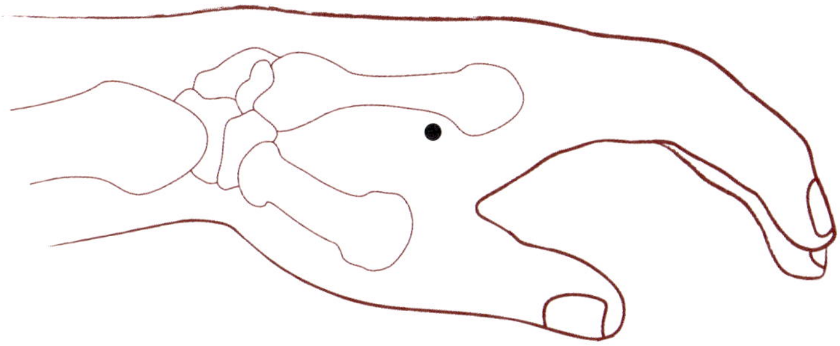

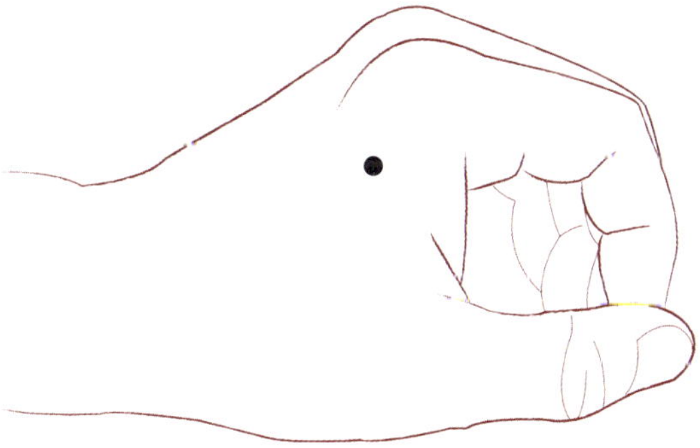

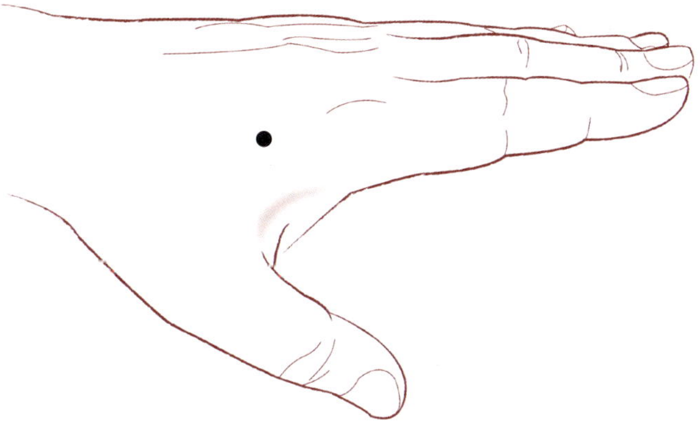

2.5 靈骨穴

【부위】 수배手背의 제1중수골中手骨과 제2중수골이 만나는 접합처이며 重仙穴의 반대 위치다. 大白穴에서 1.2촌인 곳으로, 손에 힘을 빼고 손가락을 하나 쥐는 모양으로 취혈을 한다.

【주치】 폐기능 불리로 인한 좌골신경통, 요통, 각통脚痛, 안면신경마비, 반신불수, 골격창대骨格脹大, 부녀경맥부조婦女經脈不調, 경폐經閉, 난산, 배통背痛, 이명, 편두통, 장통腸痛, 두혼뇌창頭昏腦脹

【수기법】 1.5촌이나 2촌의 침으로 重仙穴을 향해 깊이 자침한다.

【해설】 大白穴과 靈骨穴은 모두 골격에 밀접하게 자침하면 '以骨治骨'을 통하여 통신通腎한다. 또한 '대장과 간은 별통'하는 원리에 의하여 또한 '肝筋之病'을 치료할 수 있으니, 근골筋骨을 모두 다스릴 수 있다고 말할 수 있다. 특히 온양조기溫陽調氣를 이룰 수 있는 최고의 조합으로 '上實下虛'로 인한 음증陰證의 가장 강력한 치료수단이 될 수 있다. 저자는 이 조합을 통하여 마치 추나요법을 하듯이 골반변위나 척추의 이상을 치료하는데, 추나를 직접 시행한 것처럼 즉각적인 치료반응을 보이는 것을 종종 확인할 수 있었다.

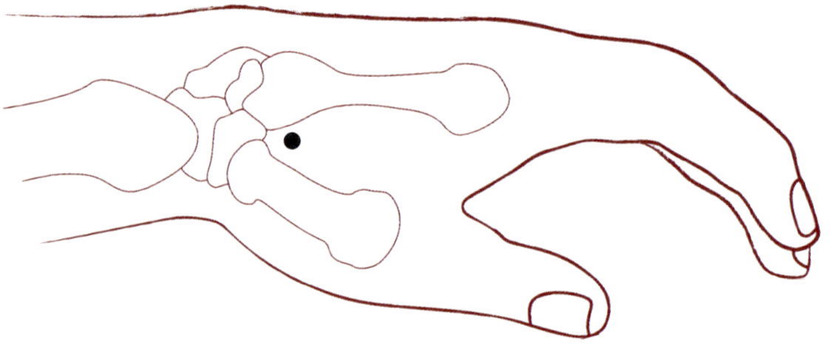

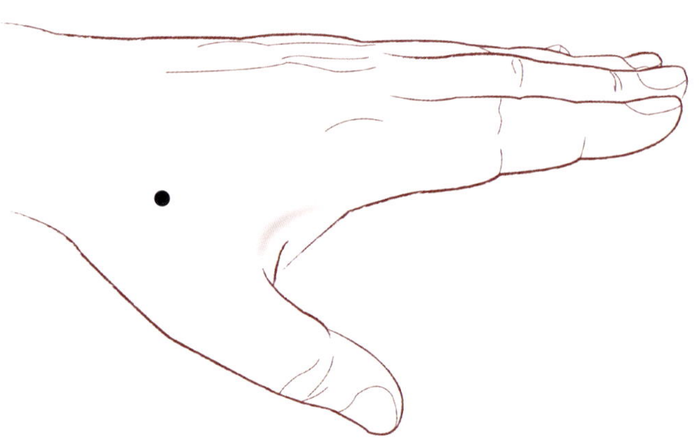

2.6 中白穴

【부위】 제4중수골中手骨과 제5중수골의 사이로 지골指骨과 중수골(장골掌骨)의 연접처에서 5푼인 곳이다. 주먹을 쥐고 취혈하며 제4중수골의 하단에서 상행하다가 걸리는 지점이다.

【주치】 신장병으로 인한 요통, 요산腰痠, 배통背痛, 두훈, 안산광眼散光, 피로, 신장성 좌골신경통, 족외과통足外踝痛, 사지부종

【수기법】 3~5푼

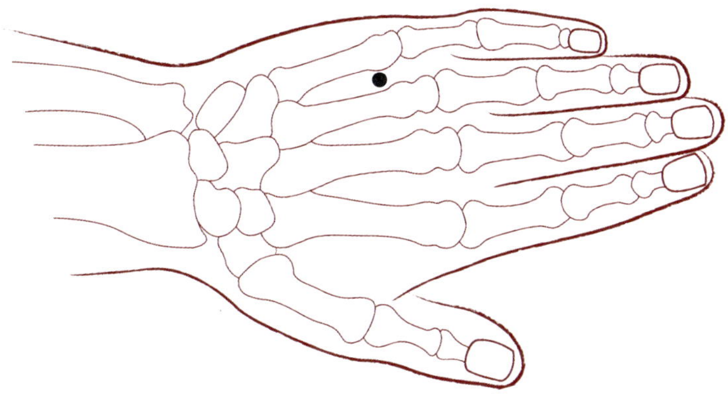

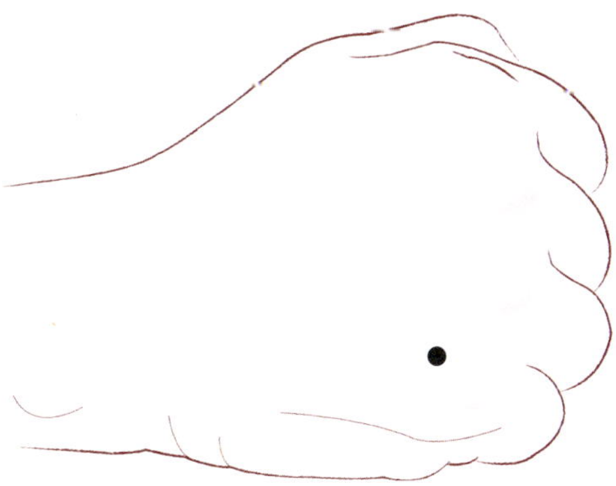

2.7 下白穴

【부위】 제4중수골中手骨과 제5중수골 사이로 지골指骨과 중수골의 연접처에서 1.5촌인 곳이다. 주먹을 쥐고 취혈하며 中白穴에서 후방으로 1촌인 곳에서 취혈한다.

【주치】 아치산牙齒酸, 간미통肝微痛과 中白穴이 주치하는 각 증

【수기법】 3~5푼

【주의사항】 下白穴은 中白穴 아래쪽 1촌이다. 中白穴과 도마침법으로 두 혈을 같이 쓰는 경우가 많다.

【해설】 中白-下白穴의 조합은 삼초경에 위치하여 삼초의 기능인 '통조수도通調水道'와 관련된 질환에 적합하다. 그리고 中白穴과 下白穴의 중간에 삼초경의 수혈兪穴인 中渚穴이 존재하는데, 오수혈五兪穴에서 수혈兪穴은 '체중절통體重節痛'을 주치한다. 그래서 中白-下白穴은 중초에서 하초의 수분과 관련된 질병이나 대측 요각통腰脚痛에 치료효과가 좋다.

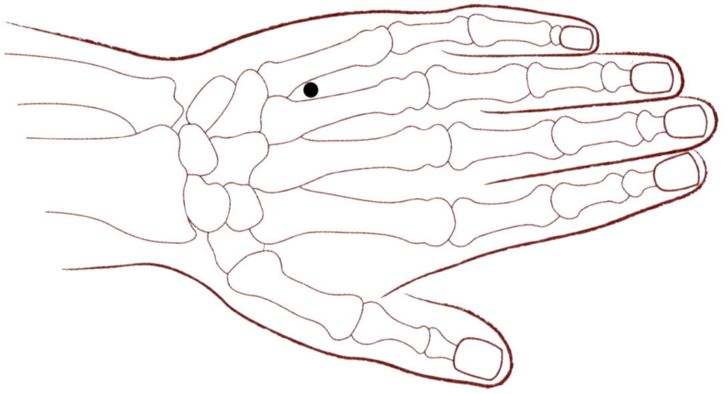

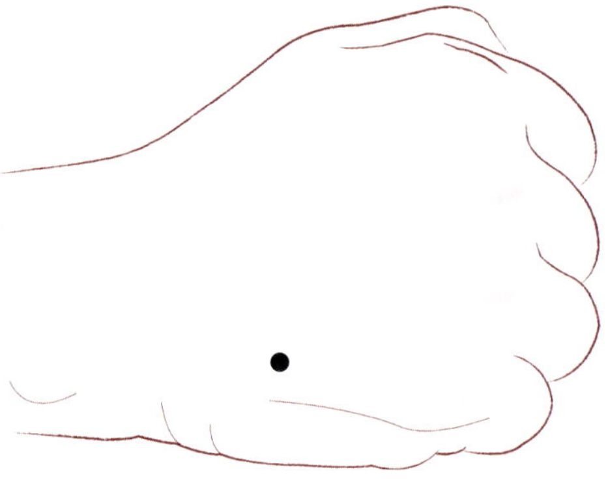

2.8 腕順一穴

【부위】 새끼손가락의 장골掌骨 외측이자 제5중수골中手骨 외측의 적백육제로 수완횡문手腕橫文에서 2.5촌인 곳이다.

【주치】 신휴성腎虧性 두통, 안화眼花, 좌골신경통, 피로, 신장염, 사지골종四肢骨腫, 중성요양변통重性腰兩邊痛, 배통背痛

【수기법】 1~1.5촌

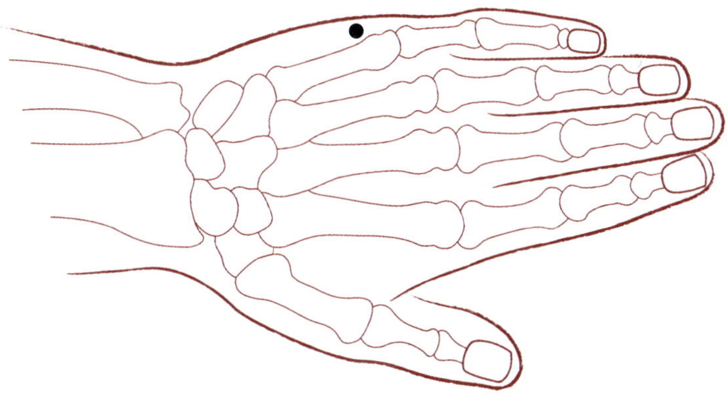

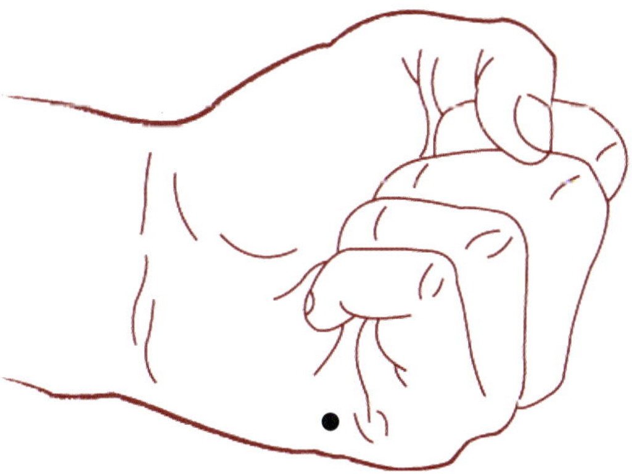

2.9 腕順二穴

【부위】 새끼손가락의 장골掌骨 외측이자 제5중수골中手骨 외측의 적백육제로 수완횡문手腕橫文에서 1.5촌인 곳이다.

【주치】 비출혈鼻出血과 腕順一穴이 주치하는 병증

【수기법】 1~1.5촌

【해설】 腕順一穴과 腕順二穴은 동사께서 십사정경의 경혈인 後溪穴과 腕順穴을 좀 더 정미롭게 활용하기 위하여 창안한 혈위다. 그래서 본 혈위를 잘 연구하면 동사의 의도를 이해할 수 있다. 우선 後溪穴은 소장경의 수혈兪穴이므로 '체중절통體重節痛'을 주하며, 腕骨穴은 소장경의 원혈原穴로 원기原氣와 직결된 특효혈위 중 하나다. 이 2혈을 1촌 간격으로 도마침법을 형성하여 수장골手掌骨의 골격에 최대한 연접하여 자침하는 腕順穴은 '以骨治骨'을 통하여 선천지기先天之氣의 근원인 신장과 통한다. 또한 이 2혈은 소장경의 경혈이므로 소장의 비별청탁泌別淸濁을 통한 자양대사에 직접 작용하며, 후천지기後天之氣의 근본인 비장과 별통관계이므로 선천과 후천이 모두 연관되는 보법補法에 중요한 혈위조합이 된다. 그래서 혈허血虛와 신허腎虛로 인한 요통을 비롯한 허증虛證의 병증에 적합하며, 특히 혈허가 쉽게 유발되는 여성의 요통에 더욱 적합하다고 볼 수 있다. 사암침법舍岩鍼法에서 소장정격小腸正格의 조합이 혈허성血虛性 질환에 탁월한 효과를 보이는 것도 일맥상통한다고 볼 수 있다.

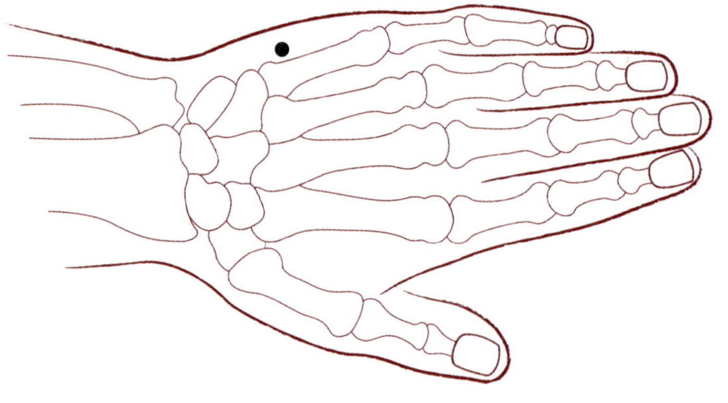

2.10 手解穴

【부위】 제4중수골中手骨과 제5중수골의 사이로 주먹을 쥐면 새끼손가락의 첨단이 접촉되는 부위다.

【주치】 훈침暈鍼, 자침 이후에 발생하는 마목감麻木感, 기혈착란氣血錯亂의 자통刺痛

【수기법】 침자심도鍼刺深度 3~5푼으로 약 10~30분 정도 유침하거나 삼릉침으로 출혈하면 곧 풀린다.

【해설】 手解穴은 심경心經의 형화혈滎火穴인 少府穴이다. 형혈滎穴은 '病變于色'을 주치하니 자침으로 인하여 훈침이 발생하여 얼굴이 하얗게 변하거나 안색이 심하게 붉게 변한 경우에 우선 취혈할 수 있다. 손에서 위중한 순간을 해소할 수 있기에 手解穴이며, 하지에 있는 足解穴과 더불어 급증에 활용할 수 있는 대표적인 기혈이다. 간혹 본혈 주위에 심할 정도로 청근青筋이 보이는 경우에는 삼릉침으로 가볍게 사혈을 시도하는 것이 더욱 효과가 좋다.

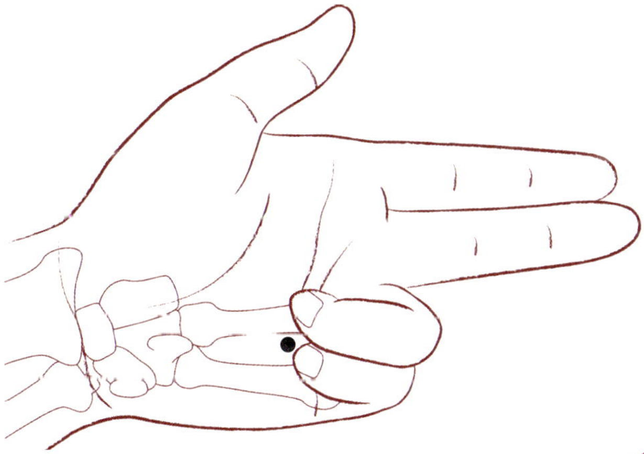

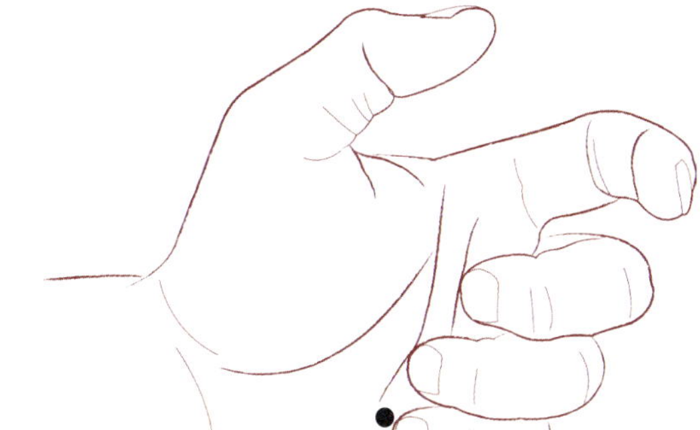

2.11 土水穴

【부위】 엄지손가락 제1장골掌骨의 내측이자 제1중수골中手骨의 내측이며 본절에서 1촌, 1.5촌, 2촌인 곳의 3혈이다.

【주치】 위염, 구년위병久年胃病

【수기법】 골격에 연접하여 침자심도鍼刺深度는 5푼~1촌

【해설】 土水穴은 혈명에도 볼 수 있듯이 장위腸胃(토土)에서 수水(설사)에 문제가 발생한 경우에 가장 적합한 기혈이다. 폐경肺經의 형화혈滎火穴인 魚際穴의 인근에 2혈을 추가적으로 도마침을 형성할 수 있도록 창안한 것으로 사료된다. 수태음폐경은 "起於中焦, 下絡大腸, 環循胃口……"하므로 土水穴을 통하여 장위병腸胃病을 주치할 수 있다.

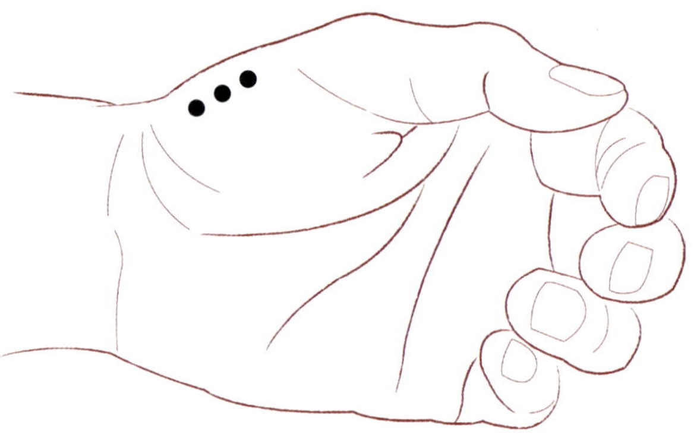

3. 三三部位

3.1 火串穴

【부위】 수배부手背部 수횡문手橫紋에서 상방上方으로 3촌인 곳이며 양 근골筋骨 사이의 함중처陷中處다.

【주치】 변비, 심계항진, 수하비통手下臂痛

【수기법】 3~5푼

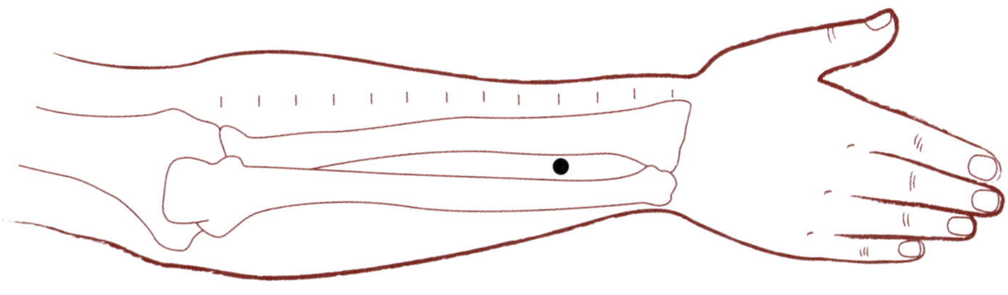

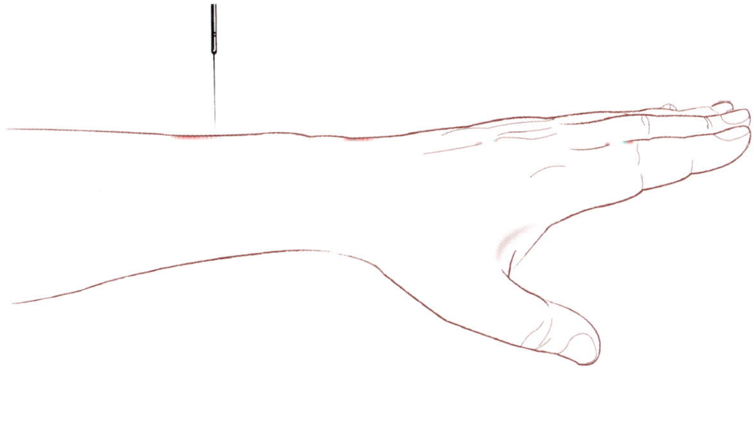

3.2 火陵穴

【부위】 火串穴에서 상방上方으로 2촌인 곳이며 손을 가슴에 올리고 취혈한다.

【주치】 흉통과 발민發悶, 발창發脹, 수추근手抽筋

【수기법】 심도는 5푼~1촌

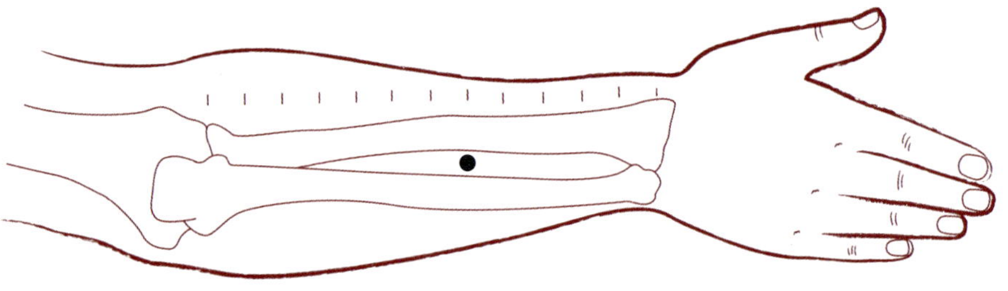

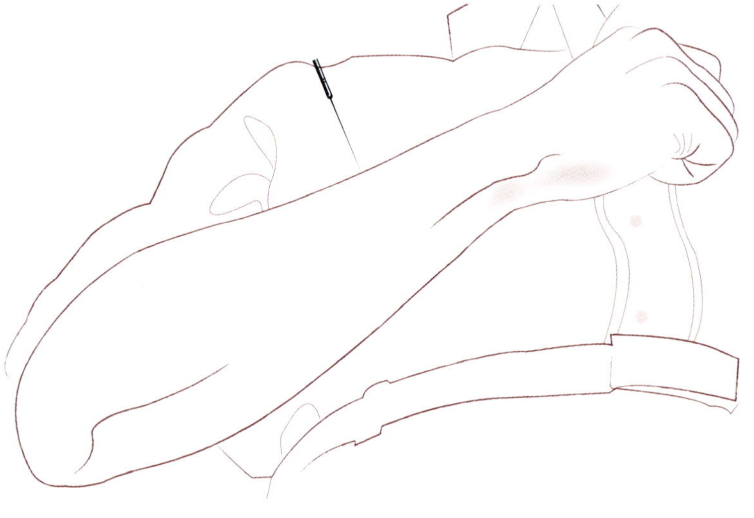

3.3 火山穴

【부위】 火陵穴에서 상방上方으로 1.5촌인 곳이며 손을 가슴에 올리고 취혈한다.

【주치】 흉통과 발민發悶, 발창發脹, 수추근手抽筋

【수기법】 심도는 1~1.5촌

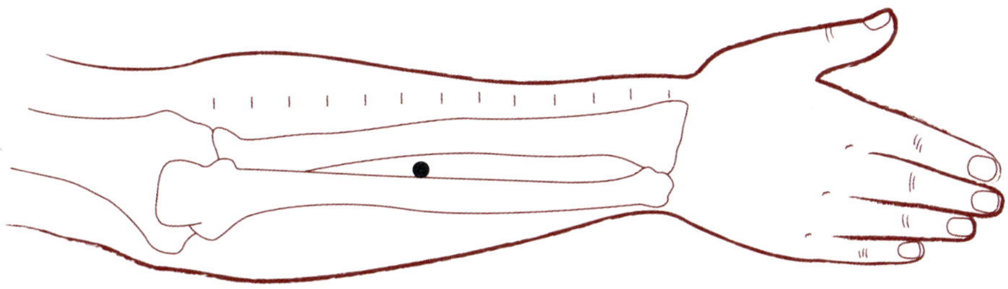

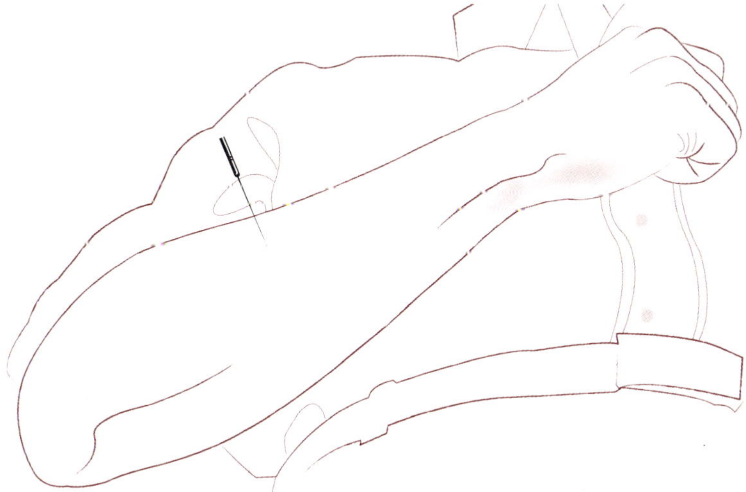

3.4 火腑海穴

【부위】 火山穴에서 상방上方으로 2촌인 곳이며 안지按之하면 근육이 일어난 예육지단銳肉之端에 손을 가슴에 올리고 취혈한다.

【주치】 해수咳嗽, 기천氣喘, 감모, 비염, 좌골신경통, 퇴산腿酸, 요산腰酸, 빈혈, 두훈, 안화眼花, 피로과도

【수기법】 5푼~1촌

【해설】 상기한 三三部位의 네 가지 '火穴'들은 삼초경에 위치한다는 공통점이 있다. 근육이 발달한 火腑海穴은 통증성 질환과 관련이 많으며, 혈관이나 신경이 발달한 火關穴 등은 간기울결肝氣鬱結, 간울화화肝鬱化火 등의 신경성 질환과 관련이 많다. 삼초경은 기기순환氣機循環에 가장 중요한 경맥經脈으로 상기한 기혈들은 모두 삼초경에 위치한다. 신경과다, 자율신경의 실조, 특히 교감신경의 항진으로 유발된 여러 증상을 주치한다. 마치 기울화화氣鬱化火로 인한 여러 증상에 활용하는 사역산四逆散이나 가미소요산加味逍遙散, 반하후박탕半夏厚朴湯을 활용하는 것과 일맥상통한다.

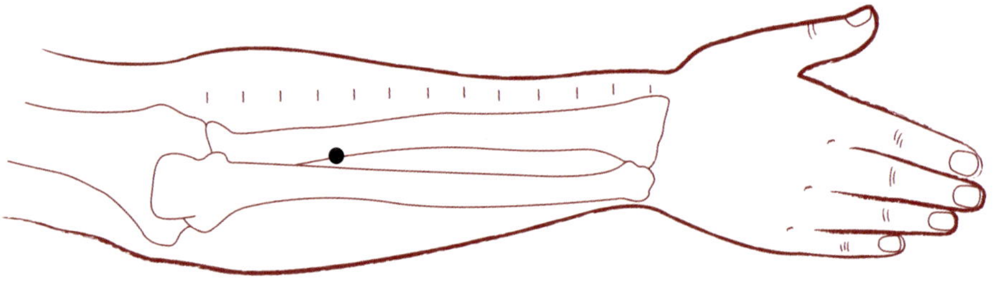

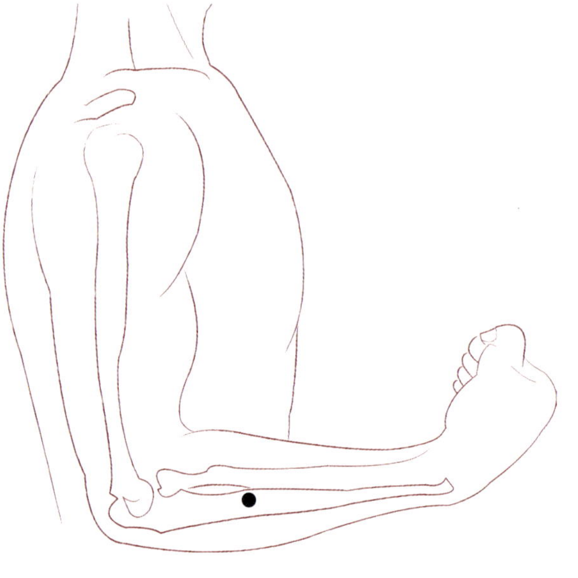

3.5 腸門穴

【부위】 척골尺骨의 내측, 완두골腕豆骨(완횡문腕橫紋)에서 3촌인 곳으로 손을 가슴에 붙이고 취혈한다. 척골 내측과 근건筋腱의 사이이다.

【주치】 간염으로 유발된 장염, 두혼안화頭昏眼花

【수기법】 심도 3~5푼(30분에서 1시간 유침)

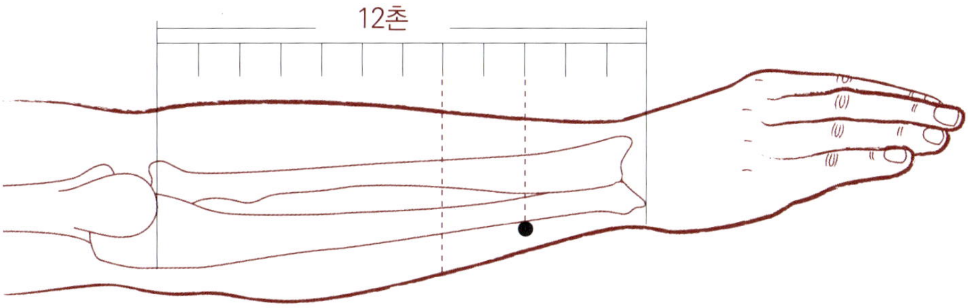

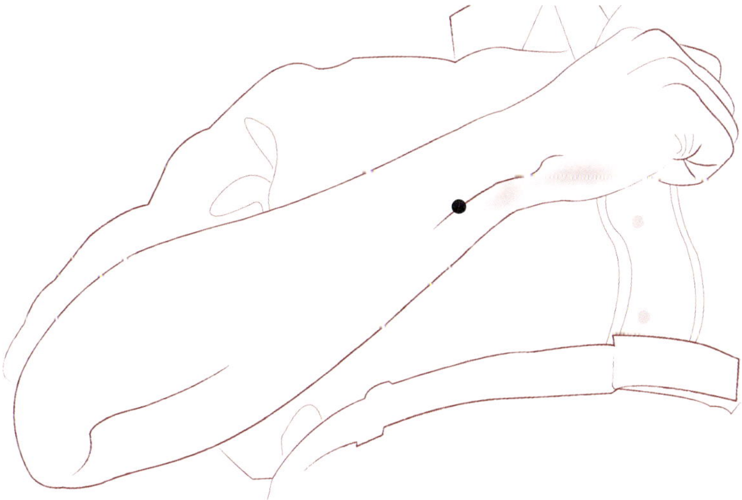

3.6 肝門穴

【부위】 척골尺骨의 내측, 완두골腕豆骨(완횡문腕橫紋)에서 6촌인 곳으로 손을 가슴에 붙이고 취혈한다. 척골 내측의 중앙이다.

【주치】 급성간염(특효)

【수기법】 심도는 3~5푼

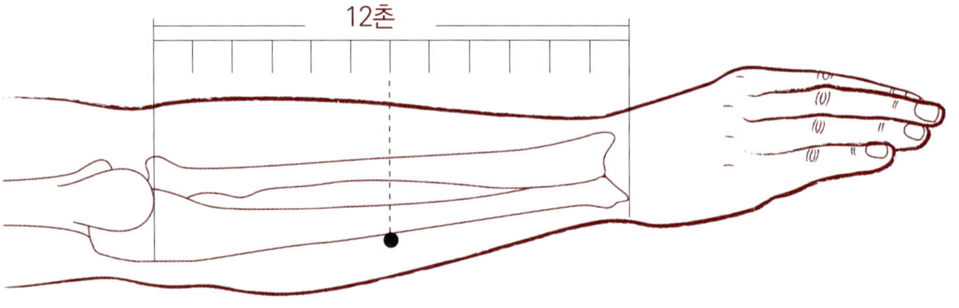

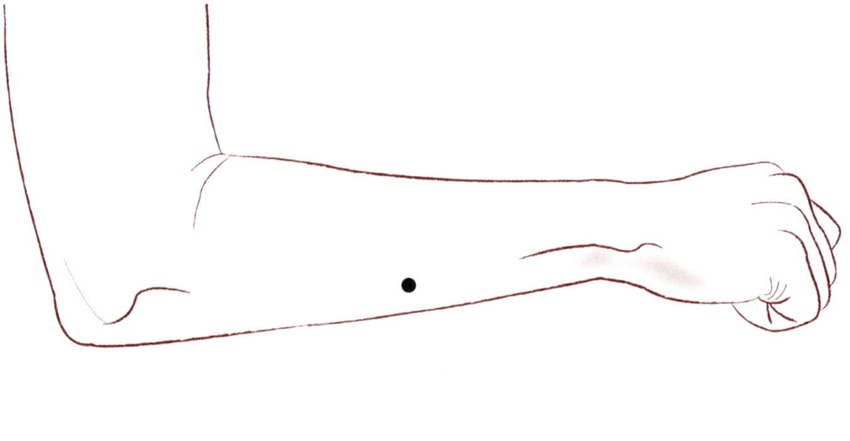

3.7 心門穴

【부위】 척골尺骨 응취돌기의 상단에 위치하여 주관절肘關節에서 1.5촌인 곳이며 척골 내측의 오목한 곳으로 손을 가슴에 붙이고 취혈한다.

【주치】 심장염, 심도흉민心跳胸悶, 구토, 간곽란肝霍亂

【해설】 腸門穴, 肝門穴, 心門穴은 수태양소장경에 위치하는 동씨기혈들이다. 특히 腸門-肝門穴의 조합은 소장경의 원혈原穴인 腕骨穴이 황달의 명혈名穴이라는 이론을 더욱 확장한 경우이며,* 모두 비장과 소장이 별통하는 관계를 이용한 것이다.

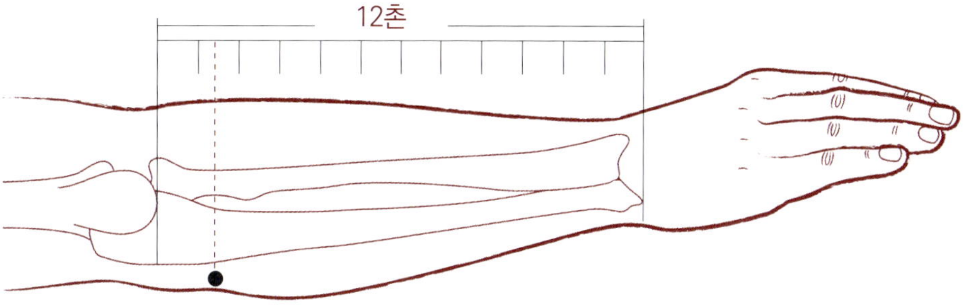

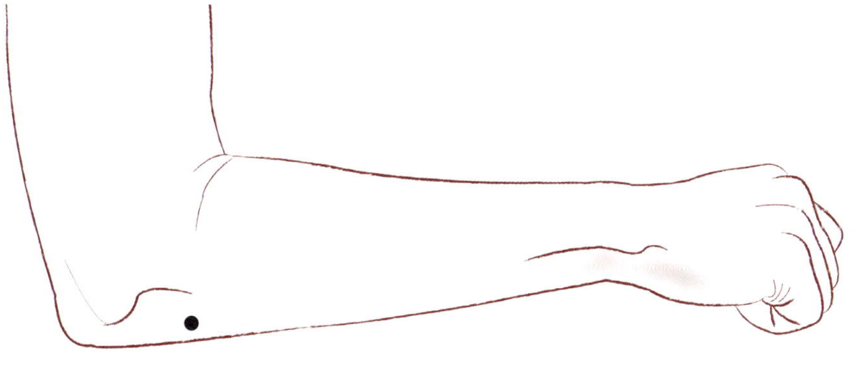

* 腕骨穴이 황달의 명혈이라는 이론은 《鍼灸甲乙經》 같은 무수한 고의서에 소개되어 있다.

3.8 曲陵穴

【부위】 주와횡문肘窩橫紋에서 상완이두기건의 외측 오목한 곳이다.

【주치】 추근抽筋, 양곽란陽霍亂, 기천氣喘, 주肘관절염, 심계항진

【수기법】 3～5푼

【해설】 曲陵穴은 尺澤穴의 이명異名에 해당한다. 본혈은 해당 상지 측과 견관절의 통증에 최우선으로 활용할 수 있는데, 사혈을 통하여 치료하는 것을 원칙으로 한다. 사혈은 해당 혈위의 정확한 위치보다 인근의 청근靑筋을 자혈刺血하는 것이 원칙이다. 인근의 曲澤穴이나 小海穴을 사혈할 수도 있다.

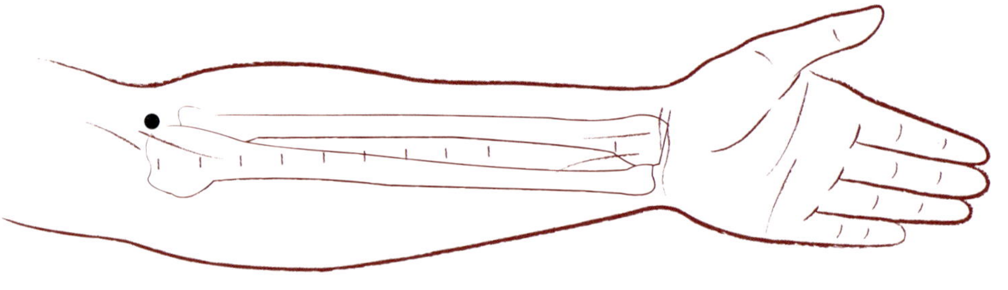

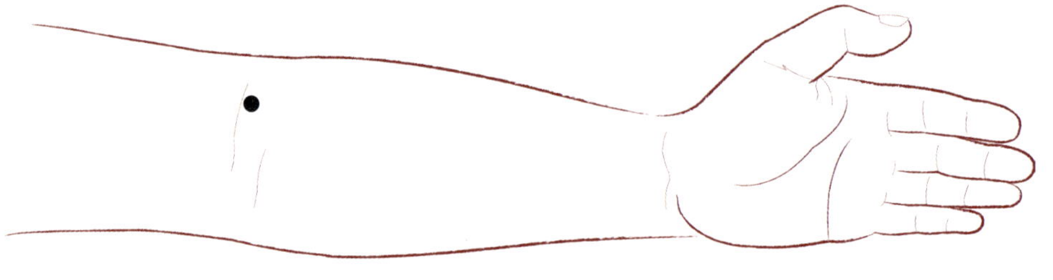

4. 四四部位

4.1 肩中穴

【부위】 후비굉골後臂肱骨의 외측이며 견골봉단肩骨縫端에서 2.5촌에 있다.

【주치】 슬개통膝蓋痛(특효침), 피부병(경항頸項피부병에 특효), 소아마비, 반신불수, 심계항진, 혈관경화, 비출혈鼻出血, 견통肩痛

【수기법】 5푼~1촌

【해설】 肩中穴의 주위에 있는 경혈들, 肩髃穴이나 曲池穴 등은 피부질환의 명혈名穴이라고 예로부터 알려져 있다. 또한 肩中穴이 위치하는 삼각근은 인체에서 크기가 매우 큰 편이면서 매우 중요한 기능을 수행하고 있다. 기육이 매우 발달하여 '以肉治肉'에 매우 적합한 혈위다. 근육이나 피부질환을 치료할 수 있는 대표적인 기혈이면서 수족대응법手足對應法으로, 견관절은 슬관절과 대응성이 강하기 때문에 슬개통膝蓋痛에 특효를 보인다.

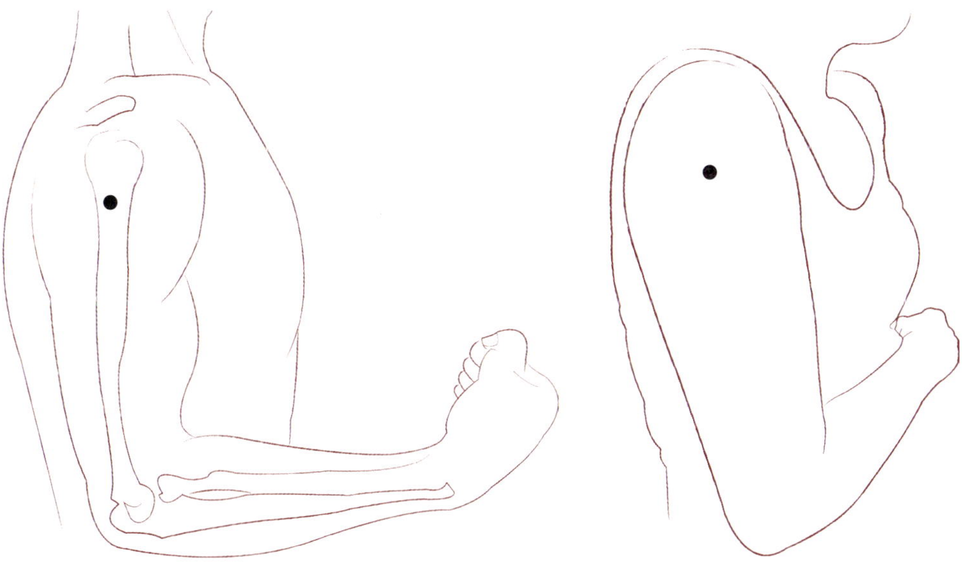

4.2 雲白穴

【부위】 견첨肩尖에서 전방으로 약 2촌인 곳이며, 背面穴에서 흉부 방향 비스듬히 하방下方으로 2촌이다.

【주치】 부과음도염婦科陰道炎, 음도양陰道癢, 음도통陰道痛, 적백대하赤白帶下, 소아마비

【수기법】 3~5푼

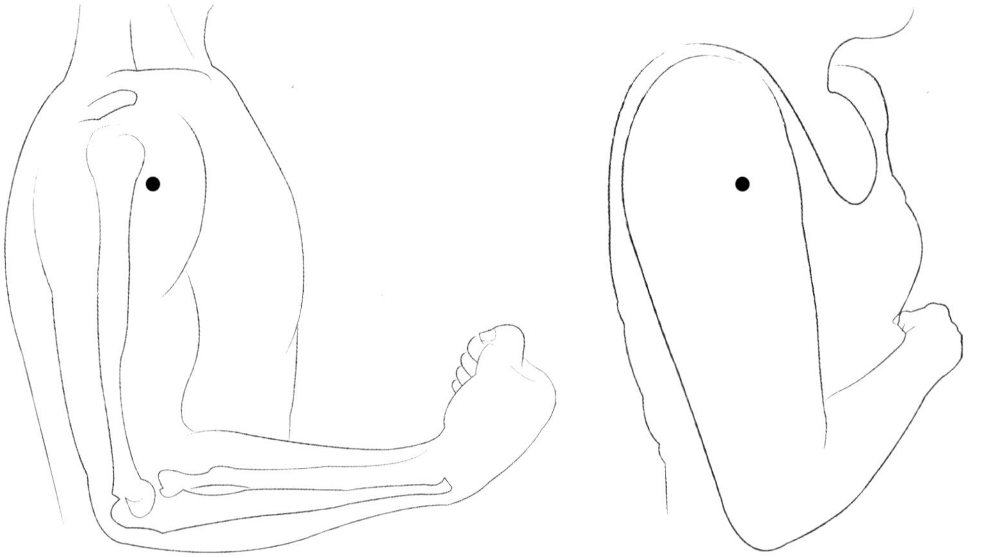

4.3 李白穴

【부위】 雲白穴에서 약간 비스듬히 하방下方으로 2촌

【주치】 호취狐臭, 각통脚痛, 소퇴통小腿痛, 소아마비

【수기법】 3~5푼

【해설】 雲白穴과 李白穴은 肩中穴과 더불어 대장경에 위치하여 별통의 관계인 간경의 병증을 다스린다. 또 강조하는데, 동씨기혈에서 혈명에 '白' 자가 있는 경우에는 주로 폐-대장과 관련된 호흡기질환, 대장관련의 병증을 다스린다. 동시에 간경의 문제를 '金'기氣로 다스린다는 의미가 함축되어 있는데, 雲白穴과 李白穴은 주로 간경이 유주하는 음부陰部의 병증을 주치한다.

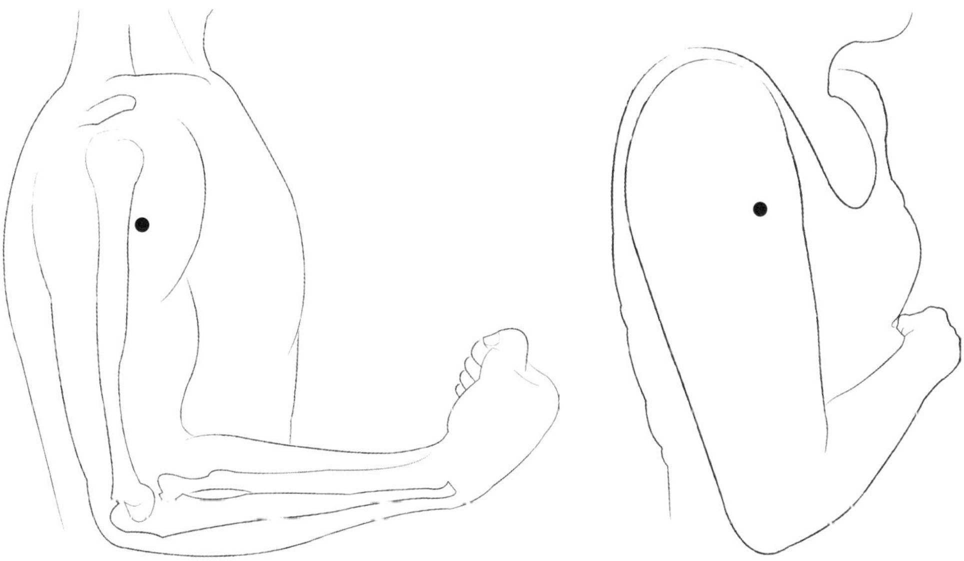

5. 五五部位

5.1 火包穴

【부위】 족부足部 제2지저趾底에 있는 제2도 횡문의 정중앙이며 평와위平臥位로 취혈한다.

【주치】 간병, 난산, 태의불하胎衣不下, 진심통眞心痛

【수기법】 삼릉침으로 흑혈黑血을 사혈하면 즉시 효과를 보인다. 또는 호침毫鍼으로 3~5푼의 자침심도

【주의】 금구禁灸와 임산부에게 금침禁鍼

【해설】 火包穴은 양명위경에 위치하는데 음식과 관련하여 식습관이 문란하거나 야식을 즐기는 비만형 환자들에게 나타나는 심장이상에 특효를 보인다.

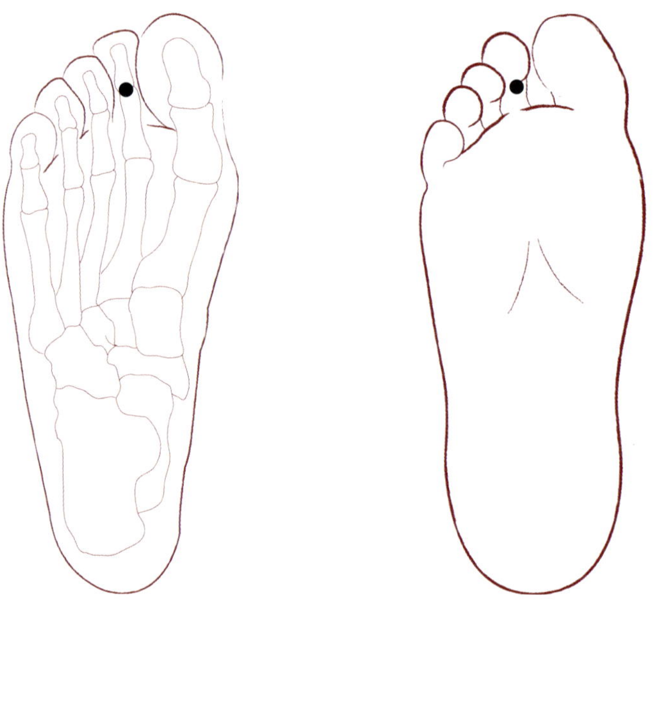

5.2 上瘤穴

【부위】 족저부足底部 후방에서 전연前緣의 정중앙이다.

【주치】 뇌류腦瘤, 뇌적수腦積水(대두온大頭瘟), 소뇌통小腦痛, 뇌신경통, 체약體弱

【수기법】 자침심도가 5푼을 초과하면 심중불안을 유발하므로 주의한다.

【해설】 혈명에서 보이듯이 上瘤穴은 뇌에 발생하는 종양성 질환에 활용하는 기혈이다. 대응법으로 보았을 때 두족대응頭足對應, 즉 상하대응법에 해당한다.

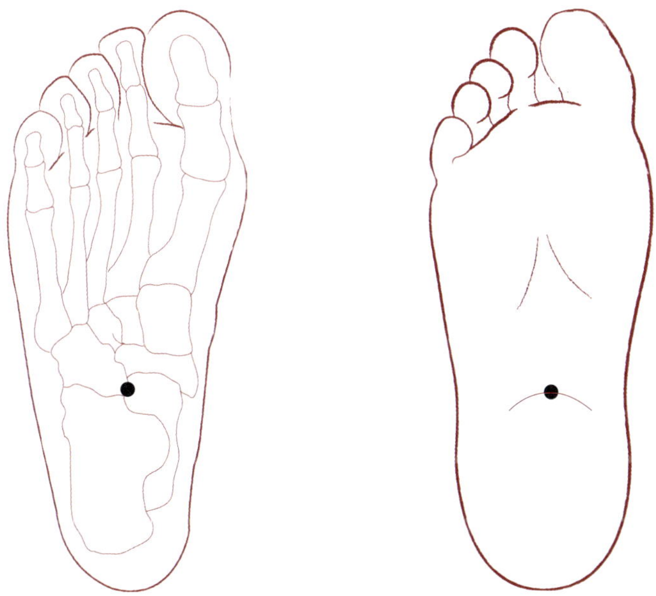

5.3 海豹穴

【부위】 족부足部 엄지발가락의 내측으로 말절末節의 정중앙이다.

【주치】 안각통(각막염), 산기疝氣, 대지통大指痛과 식지통食指痛, 부과음도염婦科陰道炎

【수기법】 1~3푼

【해설】 海豹穴은 족태음비경의 형화혈滎火穴인 大都穴에 해당하는데, "脾主肉"에서 인체의 '육肉'은 대개 점막조직과 관련이 있다. 안검眼瞼 주변이나 생식기 내부의 점막에 통증이나 염증이 있을 경우에 적당한 기혈이다.

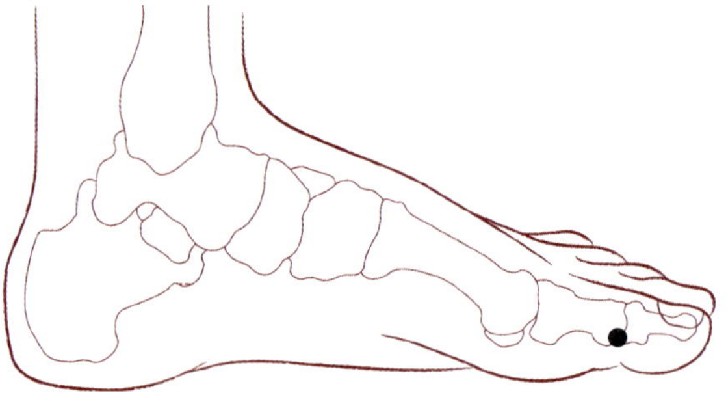

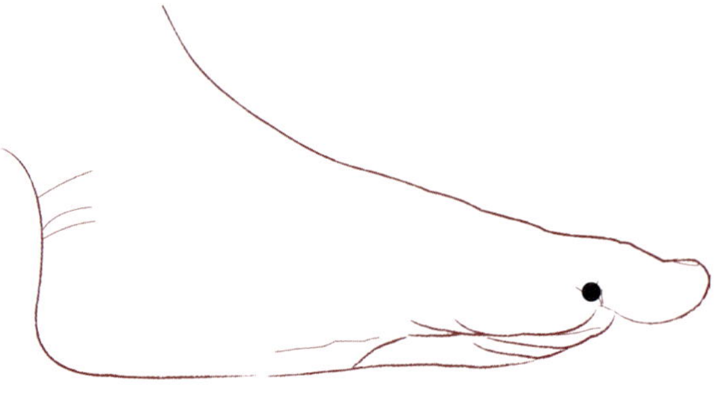

5.4 木婦穴

【부위】 족부足部 제2지趾 정중앙에서 외측으로 3푼에 있다.

【주치】 부과적백대하婦科赤白帶下, 월경부조, 월경통, 자궁염, 수란관불통輸卵管不通

【수기법】 2~4푼. 골격에 연접해서 자침(세밀한 호침을 사용)

【해설】 木婦穴은 이름 그대로 임신이 곤란한 경우에 활용할 수 있는 기혈로, 나팔관이나 수란관이 폐색되어 불임이 된 환자의 치료 가능성을 높일 수 있다. 대개 선천성으로 난소의 기능에 장애가 있는 경우는 불치일 가능성이 높다. 하지만 만성적인 장염이나 편도선염과 같은 림프선과 관련된 잦은 염증에 노출된 사람들의 난관卵管 문제는 본혈을 통하여 치료될 가능성이 있다.

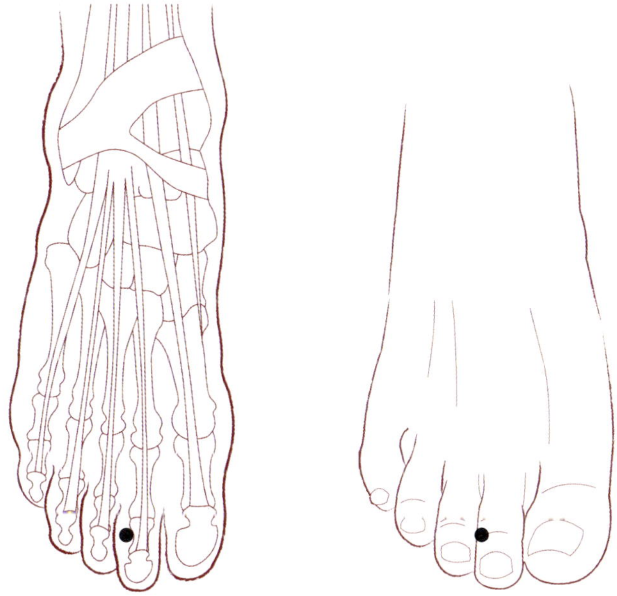

6. 六六部位

6.1 火硬穴

【부위】 제1척골蹠骨(중족골中足骨)과 제2척골의 사이이며 척골과 지골趾骨의 관절에서 5푼에 있다.

【주치】 심계항진, 두훈, 태의불하胎衣不下, 골격종대骨骼脹大, 하액통下額痛(장구불령張口不靈), 강심强心(혼미상태에 활용), 자궁염, 자궁류子宮瘤

【수기법】 3~5푼

【주의】 임산부는 금침禁鍼하고 금구禁灸한다.

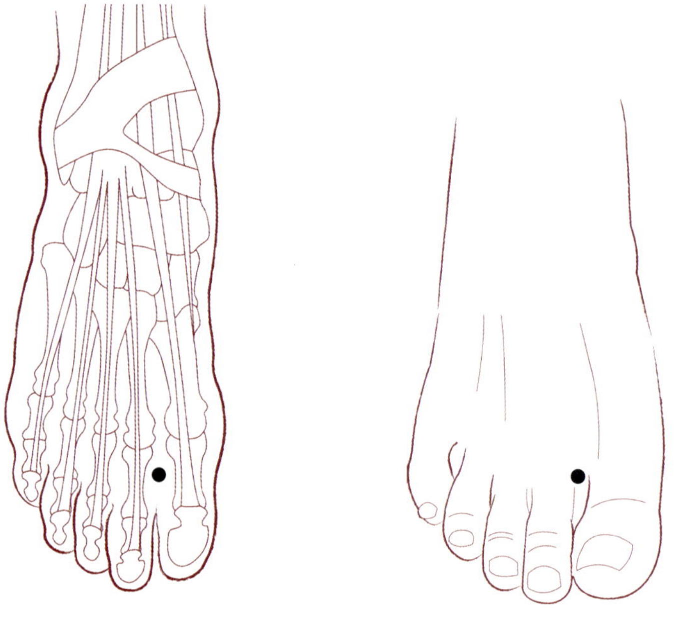

6.2 火主穴

【부위】 火硬穴의 상방上方 1촌으로 제1척골과 제2척골의 연접부 직전에 오목한 곳이다.

【주치】 난산, 골격종대骨骼脹大, 심장병에서 유발된 두통, 간병, 위병, 신경쇠약, 심장마비, 수각통手脚痛, 자궁염, 자궁류子宮瘤

【수기법】 5푼~1.5촌, 수각통手脚痛을 치료할 때에는 우측 통증에는 좌측을 취혈하고, 좌측 통증에는 우측을 취혈한다. 또는 좌우교자左右交刺한다.

【주의】 임산부는 금침禁鍼하고 금구禁灸한다.

【해설】 火硬穴은 行間穴과 인근하며 간경의 형화혈滎火穴인 行間穴과 같이 간목화화肝木化火로 인한 여러 병증을 다스린다. 또한 火主穴은 太衝穴에 인근하며 간경의 수토혈兪土穴인 太衝穴과 같이 '체중절통體重節痛'을 다스리며 청간사화淸肝瀉火하는 효능을 보인다. 그런데 이 2혈을 도마침법으로 활용하면 이러한 속성이 매우 강력해지며, 간이나 간경이 유주하는 부위와 관련된 실증에 가장 효과적으로 작용한다.

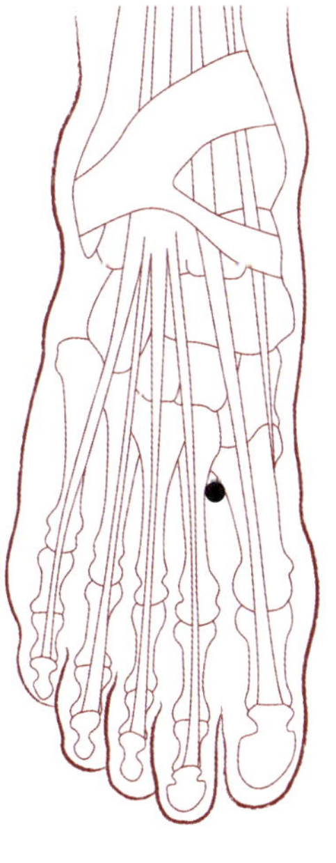

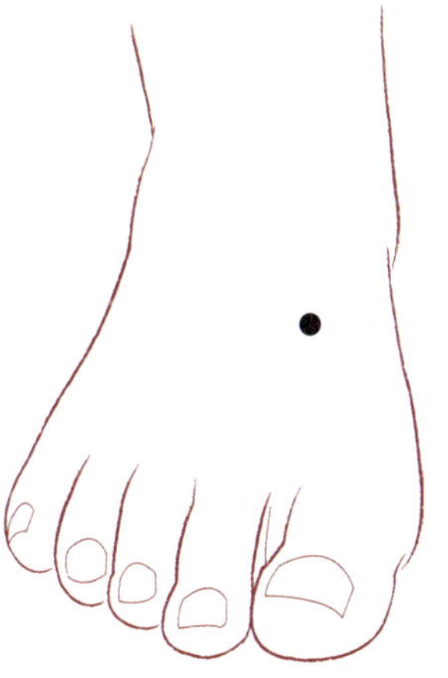

6.3 門金穴

【부위】 제2척골(중족골)과 제3척골의 연접부 직전에 오목한 곳이다(火主穴과 평행선에 위치한다).

【주치】 장염, 위염, 복부발창腹部發脹, 복통, 맹장염

【수기법】 1~1.5촌

【주의】 양측에 동시 취혈을 금한다.

【해설】 門金穴은 혈명 그대로 金을 두들기고 들어가는 門이라는 의미이다. 특히 설사와 관련된 질환을 주치할 수 있는데, 양명위경의 수혈兪穴인 陷谷穴과 인근하여 위경이 지나가는 부위의 '체중절통體重節痛'을 주치하니 '金'과 '土'를 아울러서 치료하는 기혈이다. 마치 태음병太陰病에 활용하는 이중탕理中湯과 유사한 효과를 보인다.

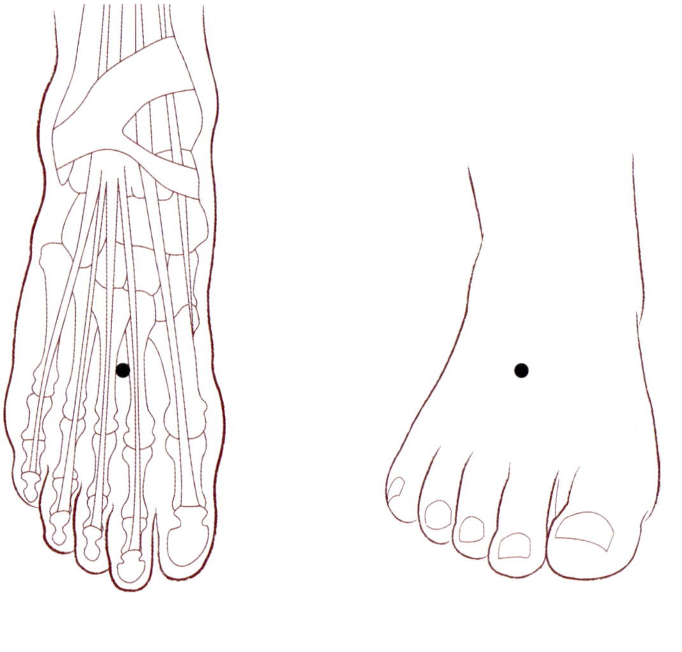

6.4 木斗穴

【부위】 제3중족골과 제4중족골의 사이이며 중족골과 지골趾骨의 관절부에서 5푼인 곳이다.

【주치】 비종대脾腫大(경괴硬塊), 소화불량, 간병, 피로, 담병, 소아마비

【수기법】 3～5푼

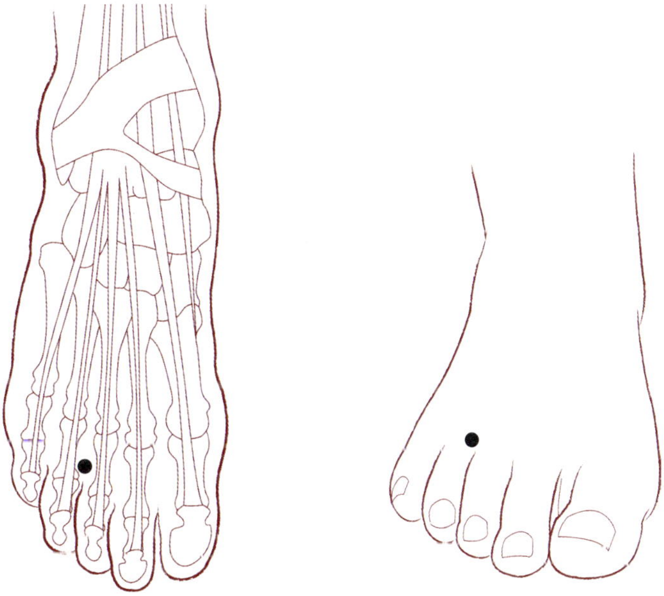

6.5 木留穴

【부위】 제3척골과 제4척골의 연접부 직전에 오목한 곳이며 중족골과 지골趾骨의 관절에서 1.5촌인 곳이다.

【주치】 백혈구증, 비종대脾腫大, 소화불량, 간병, 피로, 담병, 소아마비

【수기법】 1~1.5촌

【해설】 木留穴과 門金穴은 평행하며 木斗穴은 木留穴 전방으로 1촌에 위치한다. 모두 족부足部의 가운뎃발가락과 약지발가락의 사이로 2혈은 도마침법으로 대개 동용同用하여 상술한 각 증상의 치료에 매우 효과적이다. 비장脾臟은 서양의학과 한의학에서 바라보는 시점이 비교적 상이한 장기이다. 한의학에서는 췌장과 비장, 즉 이자와 지라를 아울러서 이해하는 것이 타당하다. 그런데 지라는 혈구血球를 분해하고 배설하면서 면역을 담당하는 장기인데, 한의학에서 일반적으로 알고 있는 족태음비경은 췌장과 관련된 사항이 많다(물론 三陰交와 같은 경혈은 혈분병에 대한 대표적인 명혈이다). 그런데 이와는 별도로 동사께서는 족배부足背部의 제3·4중족골의 기혈을 배속하여 마치 비장의 또 다른 기능인 혈분血分의 문제로 유발되는 병증을 주치하였다. 이러한 점은 비장의 개념을 분리하여 좀 더 현대의학적인 개념의 지라 기능으로 이해하고 새로이 창안한 독창적인 혜안이라 볼 수 있다.

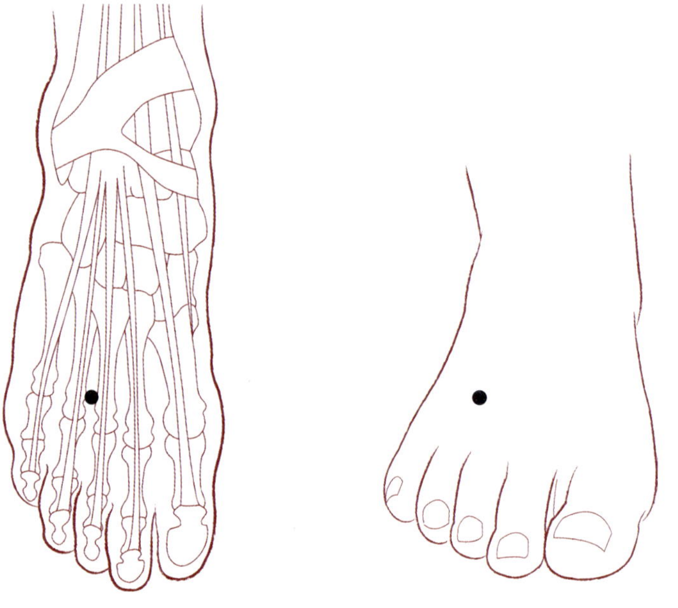

6.6 六完穴

【부위】 제4척골과 제5척골의 사이이며 지골趾骨과 척골의 관절에서 5푼에 있다.

【주치】 지혈*, 편두통

【수기법】 5푼

【주의】 효천哮喘, 폐병, 담다痰多, 체약體弱의 모든 경우에 본혈은 금용禁用한다.

【해설】 六完穴은 담경의 俠谿穴 후방으로 5푼에 해당하는데, 일설에는 俠谿穴과 일치한다는 견해도 있다. 六完穴은 담경의 형수혈滎水穴인 俠溪穴에 인근하는데, 형혈滎穴은 색(혈액)과 관련된 병변을 다스리는 것으로 알려져 있다. 출혈로 인한 여러 병증에 지혈작용을 보이는 대표적인 기혈이다.

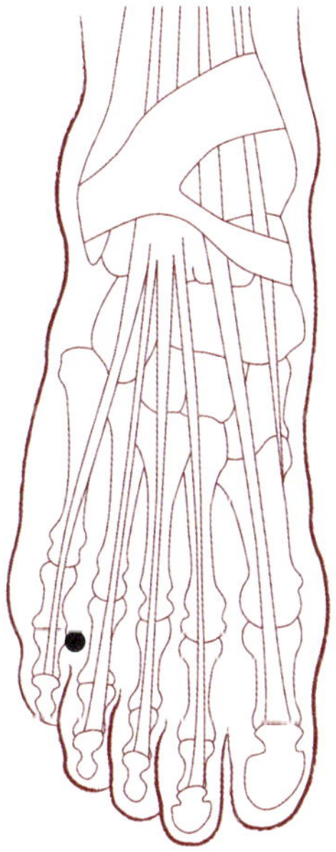

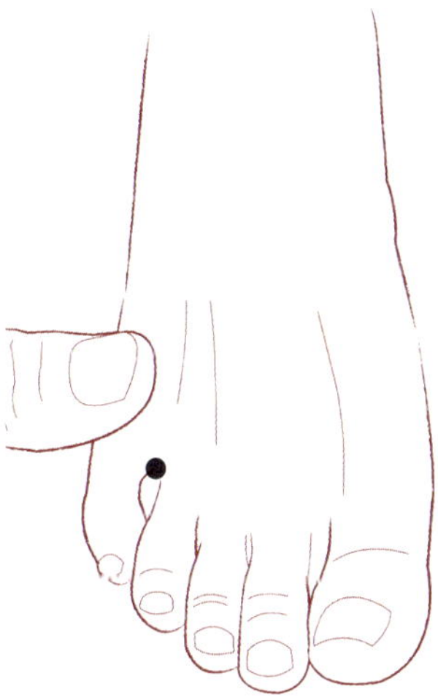

* 여기서 지혈(止血)은 질상(跌傷)이나 도상(刀傷)을 포괄하여 자침 이후에 혈류부지(血流不止)를 의미한다.

6.7 水曲穴

【부위】 六完穴의 후방으로 1촌인 곳으로, 제4척골과 제5척골의 사이다.

【주치】 요통, 사지부종, 복창腹脹, 경항頸項신경통, 부과자궁다병婦科子宮多病

【수기법】 5푼~1촌

【해설】 水曲穴의 위치는 담경의 足臨泣穴과 일치한다. 양유걸 선생의 지도에 의하면 동씨침법의 취혈은 모두 근장近掌이나 족부足部의 골봉骨縫을 표준으로 삼으셨다고 지적하였으니, 六六部位의 몇몇 혈위의 정위定位도 마땅히 火主, 門金, 木留, 水曲을 중심으로 계측해야 한다. 水曲穴은 혈명에서 볼 수 있듯이 체액의 순환과 관련된 부종 등의 증상을 치료할 수 있다. 특히 유즙과 관련되어 유선염이 심한 경우에 통증이 가장 심한 곳이 바로 담경의 淵液穴과 輒筋穴의 주변인데, 이러한 경우에 水曲穴에 자침하거나 인근에 사혈을 시도하면 통증을 즉시 경감할 수 있다. 水曲穴은 足臨泣穴과 일치하는데, 足臨泣穴은 담경의 수혈兪穴로 '체중절통體重節痛'을 주치할 수 있다는 점도 연관이 있다.

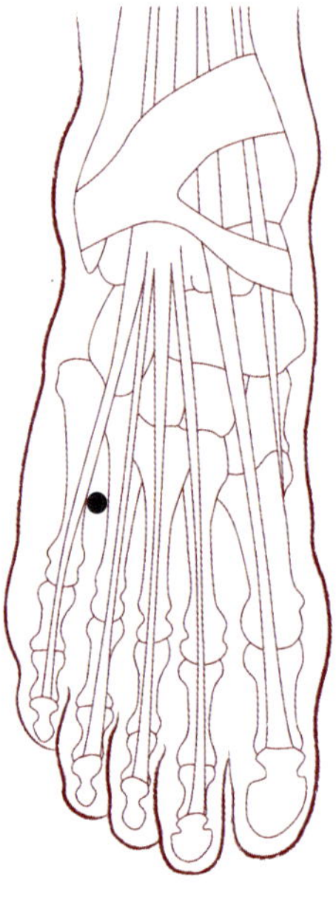

[그림6-7-1]

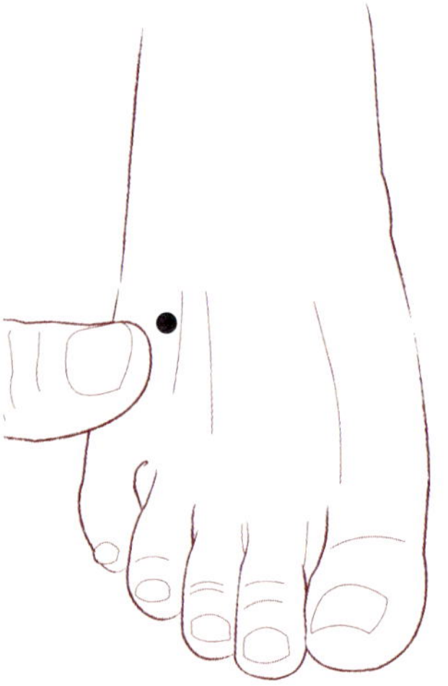

[그림6-7-2]

6.8 火連穴

【부위】 제1척골의 내측에 지골趾骨과 척골의 관절에서 1.5촌인 곳이다.

【주치】 고혈압으로 인한 두훈과 안혼眼昏, 심계항진, 심장쇠약

【수기법】 5~8푼

【주의】 편측만 취혈하고, 임산부는 금침禁鍼한다.

【해설】 火連穴의 위치는 비경의 太白穴과 일치한다. 火連穴은 마치 본초 중에 황련黃連처럼 청열사화清熱瀉火하는 효능이 있으므로 이렇게 명명된 것으로 사료된다.

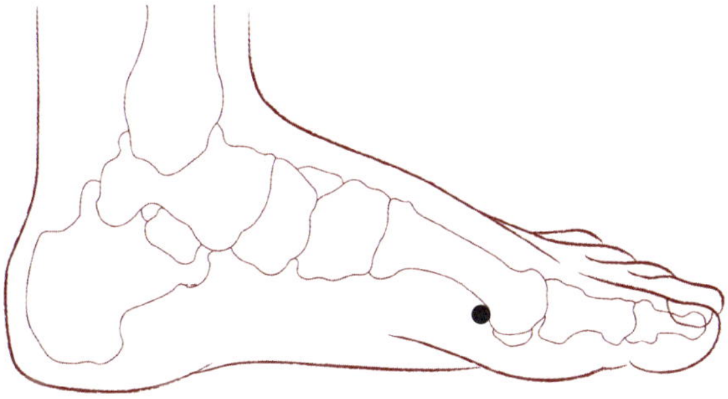

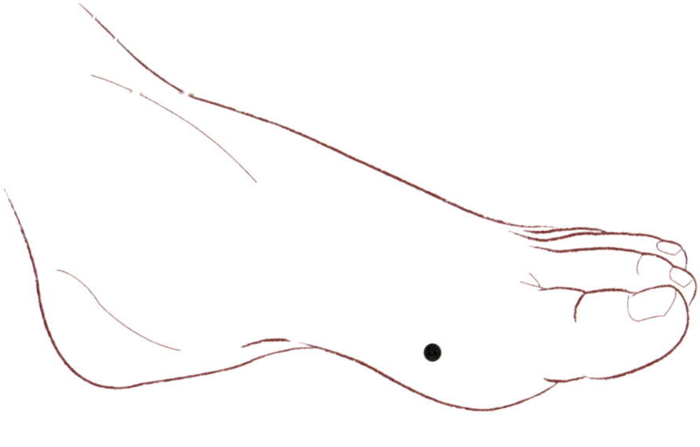

6.9 火菊穴

【부위】 제1척골의 내측에 火連穴의 후방으로 1촌인 곳이다.

【주치】 수발마手發麻, 심계항진, 두훈, 각통脚痛, 고혈압, 두뇌창頭腦脹, 안혼眼昏, 안피발산眼皮發酸, 경항뉴전불령頸項扭轉不靈

【수기법】 5푼~1촌*

【주의】 편측만 취혈하고, 임산부는 금침禁鍼한다.

【해설】 火菊穴의 위치는 비경의 公孫穴과 일치한다. 火菊穴은 감국甘菊과 같이 청간식풍淸肝熄風하는 효능을 보여서 이렇게 명명한 것으로 보인다.

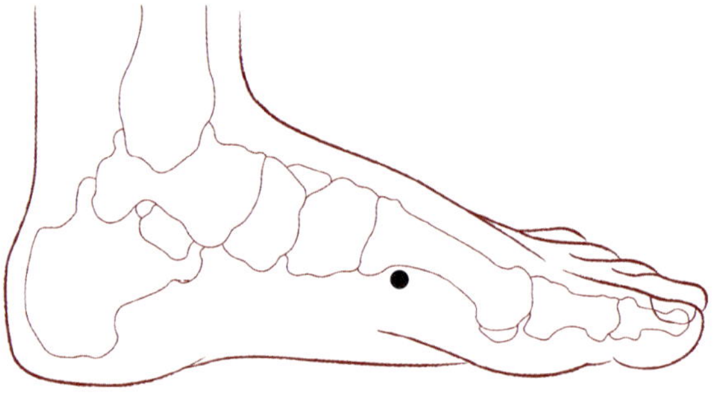

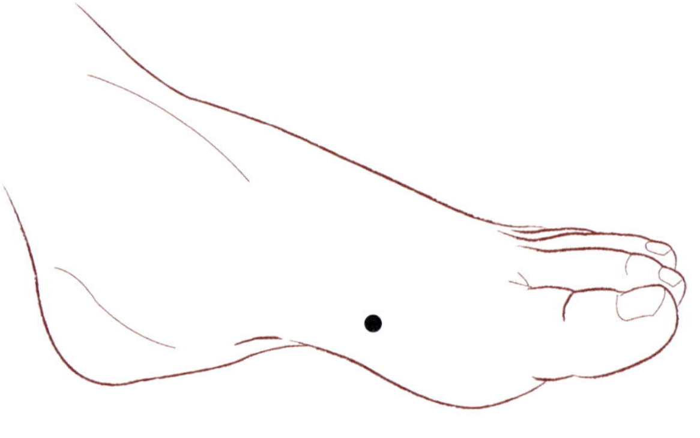

* 두부병(頭部病)을 치료하는 경우에는 더욱 심자(深刺)하는 것이 치료효과가 좋다.

6.10 火散穴

【부위】 제1척골의 내측이자 火菊穴의 후방으로 1촌인 곳이다.

【주치】 두통, 뇌창腦脹, 안각통, 신휴腎虧, 두훈, 안화眼花, 요산腰酸, 배통背痛

【수기법】 5~8푼

【주의】 편측만 취혈하고, 임산부는 금침禁鍼한다.

【해설】 火散穴은 족소음신경의 형화혈滎火穴인 然谷穴과 일치한다. 형화혈이기에 신음허腎陰虛로 인한 火를 산散한다는 의미가 함축되어 있다. 火連穴, 火菊穴, 火散穴은 상술한 병증들과 뇌종양, 뇌막염을 치료하는 경우에는 동용同用하는데, 다만 편측만 취혈하고 양측을 동시에 자침하지 않는다.

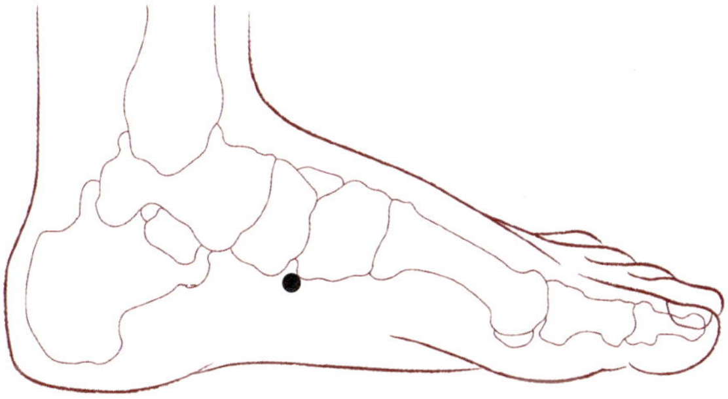

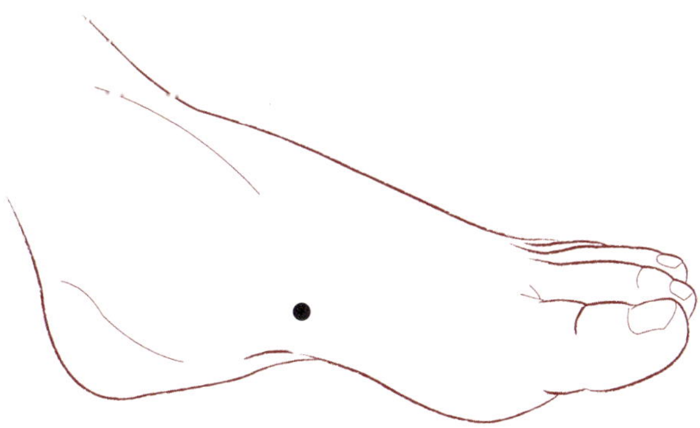

6.11 水相穴

【부위】 內踝骨의 직후이자 아킬레스건의 전연全緣에 있는 오목한 곳이다.

【주치】 신장염, 사지부종, 신휴腎虧로 인한 요통, 척추골통, 산후풍, 백내장

【수기법】 3~5푼*

【해설】 水相穴의 위치는 신경腎經의 太溪穴과 일치하며 치료병증도 腎經의 위주다. 자침 시에 약간 뒤의 아킬레스건에 연접하여 자침하면 치료효과가 더욱 좋다. 역시 太溪穴이 족소음신경足少陰腎經의 수혈兪穴로 '체중절통體重節痛'을 주치할 수 있다는 점이 연관 있다.

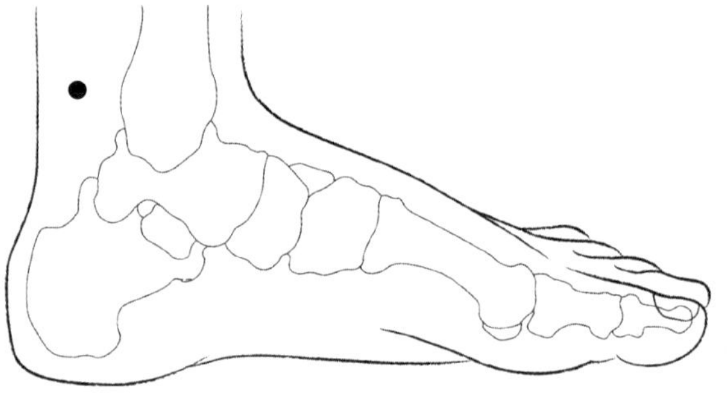

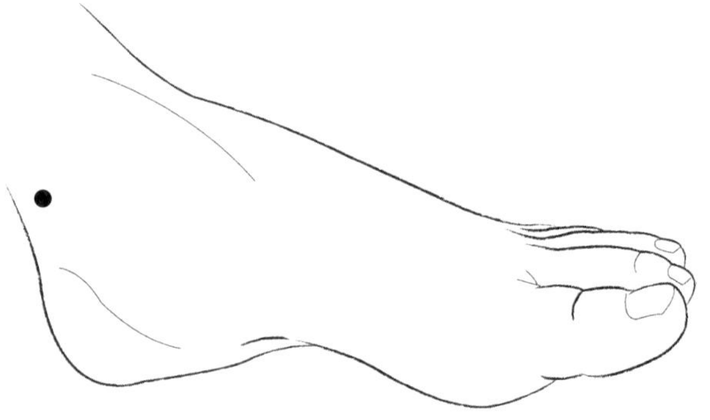

* 침을 근건(跟腱)의 전연(前緣)을 따라 투자(透刺)할 수도 있다.

7. 七七部位

七七部位와 八八部位는 동씨기혈에서 가장 중요한 부분이다. 七七部位는 곧 소퇴부위이고, 八八部位는 바로 대퇴부위를 지칭한다. 임상에서는 일반적으로 전신기능의 조정과 직결되는 방면으로 활용하며, 장부臟腑의 병변을 직접 주치하여 침구치료에 대한 효과가 신속하고 현저하다. 足解穴을 제외하고는 대개 도마침법을 병행한다. 예를 들어 駟馬穴은 폐의 병변을 치료하는 요혈군이 되며 '폐주피모肺主皮毛'의 관계에 따라 피부병을 치료하는 특효혈이 된다. 또한 上三黃穴은 간병을 치료하고, 下三皇穴과 通腎穴·通胃穴·通背穴은 신장병을 치료하며, 通關穴·通山穴·通天穴은 심장병을 치료하는 것과 같은 방식으로 장부의 병변을 조정한다.

이 중에서 七七部位에 있는 해부학적인 구조물에서 중요한 것은 경골脛骨, 아킬레스건, 그리고 체중을 받치고 발의 운동을 지배하는 많은 근육들이다.

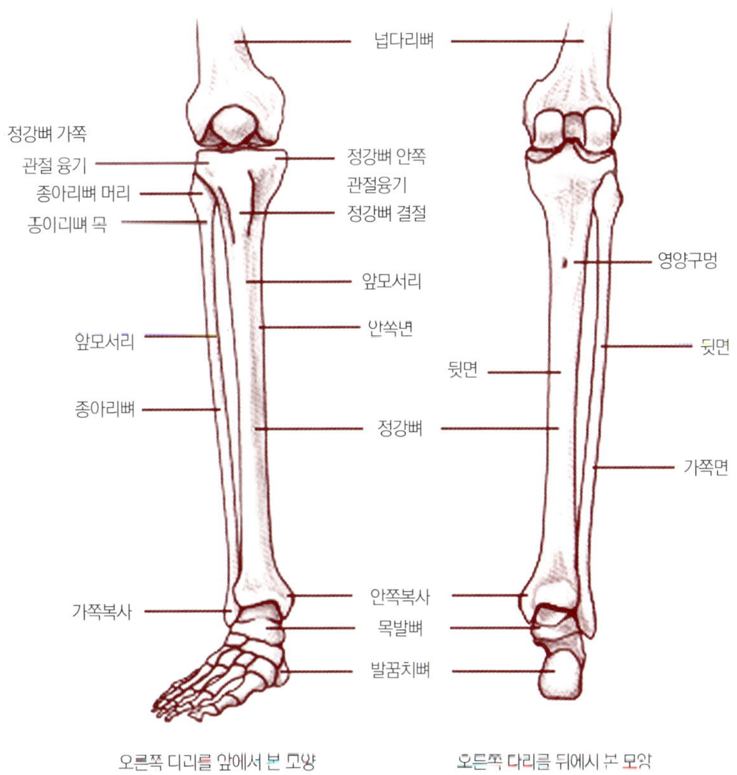

[그림2-3] 경골과 비골

이 중에서 경골脛骨은 인체의 체중을 대부분 받아낼 수 있도록 수직기둥의 형태로 놓여 있다. 비골腓骨은 체중이 실리지 않지만 골간막骨間膜을 통하여 경골과 연결되어 있기 때문에 근육의 접착부를 위한 추가 공간을 제공하며 족관절足關節을 이루기 위한 격자의 형성에 도움을 준다. 이렇게 보면 경골은 체중을 좀 더 지지하는 골격으로서 기능이 강한 편이라 신주골腎主骨하는 장상학臟象學적인 개념에서 신장과의 관련성이 매우 깊다. 비골은 운동을 위한 근육을 지지하는 효과가 강하니 비골두腓骨頭 직하에 있는 陽陵泉은 근회혈筋會穴로 알려져 있다. 또한 인체의 대표적인 아킬레스건에 있는 正筋과 正宗은 인체의 건 이상, 특히 자세와 관련된 척추골의 심층에 부착되어 있는 건들의 정상화에 가장 적합한 조합이다.

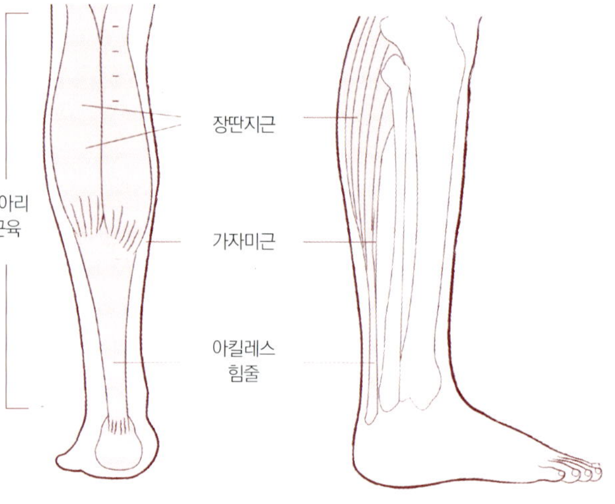

[그림2-4] 아킬레스건

八八部位인 대퇴부의 대표적인 해부학적인 구조물인 대퇴골은 인체에서 전체 키의 약 4분의 1을 차지할 정도로 우리 몸에서 가장 길고 크며 단단한 골조직이다. 대퇴골체는 원주상을 이루고 후면에 세로로 달리는 조선(linea aspera)이 있어 많은 근육이 부착되어 있다. 하단은 다시 굵어져 내·외측과(medial and lateral condyles)를 이루는 특징이 있는데, 이렇게 강하고 단단한 근육을 여럿 부착하고 있는 중요한 부위다. 특히 대퇴골의 골수는 인체에서 조혈造血기능을 담당하여 혈구血球를 가장 많이 생성하니, 일반적으로 골다공증과 같은 병증에 가장 먼저 조송증粗鬆症이 형성되는 대표적인 골격이다. 그리고 대퇴부 안에 上三黃穴의 주변에 있는 대퇴동맥은 천층淺層과 심층深層이 복잡하게 발달되어 있다. 골수에서 조혈造血한 혈구를 전신에 공급하는 혈관층이 발달되어 있으니 '간장혈肝藏血'과 관련이 깊어 보인다. 이렇게 해부학적인 특성과 기능으로 七七部位나 八八部位를 살펴보면, 역시 동씨침법이 임상에서 확실히 강력한 효과를 보일 수 있음을 인식하는 데 도움이 될 것이다.

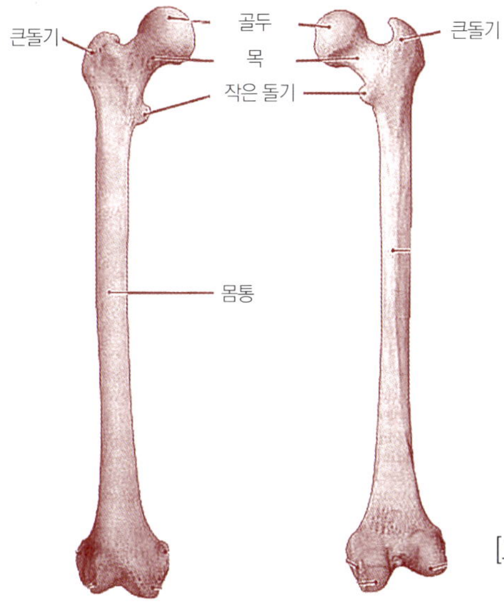

[그림2-5] 대퇴골

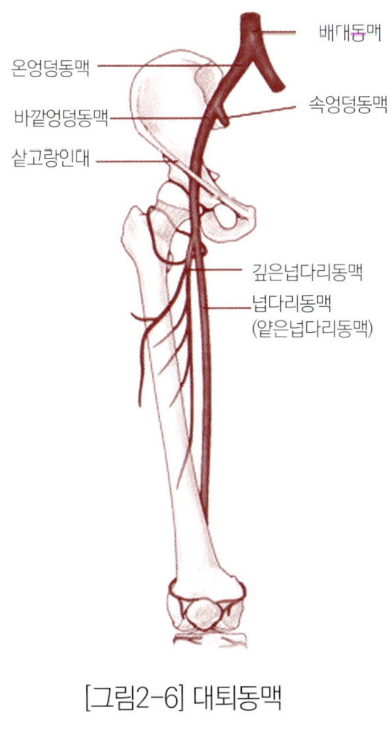

[그림2-6] 대퇴동맥

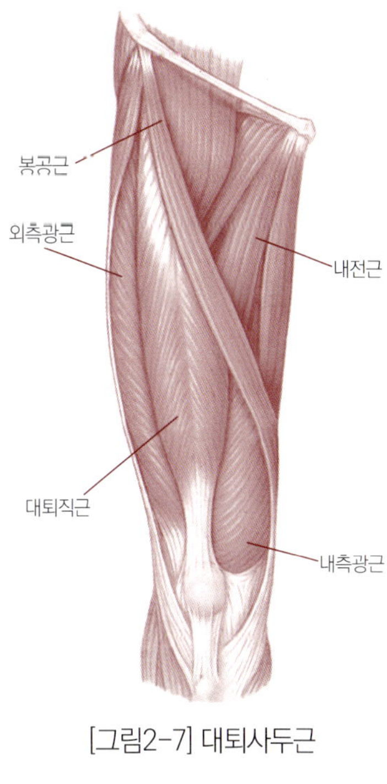

[그림2-7] 대퇴사두근

7.1 正筋穴

【부위】 아킬레스건의 중앙의 족저足底에서 3.5촌인 곳이다. 내외 과첨踝尖 연장선의 아킬레스건 중앙이다.

【주치】 척추골섬통脊椎骨閃痛, 요척추통, 경항근통頸項筋痛, 뉴전불령扭轉不靈, 뇌골창대腦骨脹大, 뇌적수腦積水

【수기법】 5~8푼*, 건장한 환자는 앉아서 자침해도 되지만 환자가 쇠약하면 측와위側臥位나 복와위伏臥位로 자침해야 훈침을 방지한다.

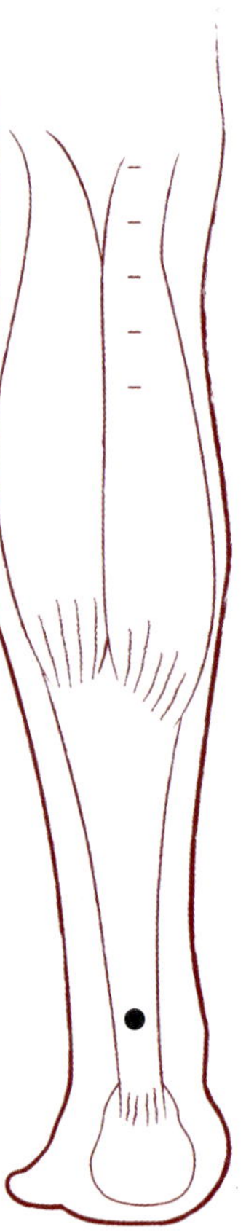

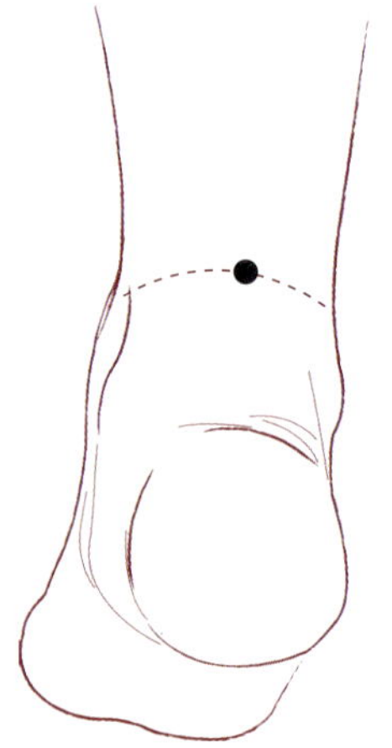

* 침이 근(筋)을 투과(透過)해야 더욱 효과적이다.

7.2 正宗穴

【부위】 正筋穴 상방上方으로 2촌인 곳이다.

【주치】 척추골섬통脊椎骨閃痛, 요척추통, 경항근통頸項筋痛, 뉴전불령扭轉不靈, 뇌골창대腦骨脹大, 뇌적수腦積水

【수기법】 5~8푼*, 건장한 환자 앉아서 자침해도 되지만 환자가 쇠약하면 측와위側臥位나 복와위伏臥位로 자침한다.

【해설】 正筋, 正宗穴은 주로 도마침법으로 동용同用하는데, 이 둘은 족근부足跟部에 위치하며 전식론全息論에 의하면 경부頸部에 대응하니 경부병을 치료하는 경우에 효과가 매우 좋다. 또한 체응體應이론에 입각하면 '以筋治筋'을 통하여 척추기립근보다 심부深部에 위치한 다열근건多裂筋腱과 같은 근건의 이상을 주치한다.

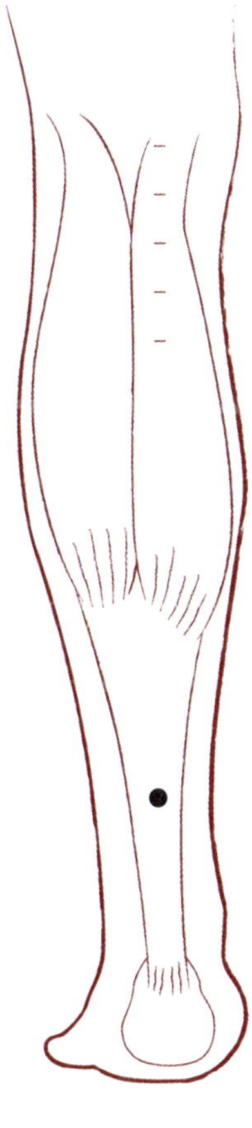

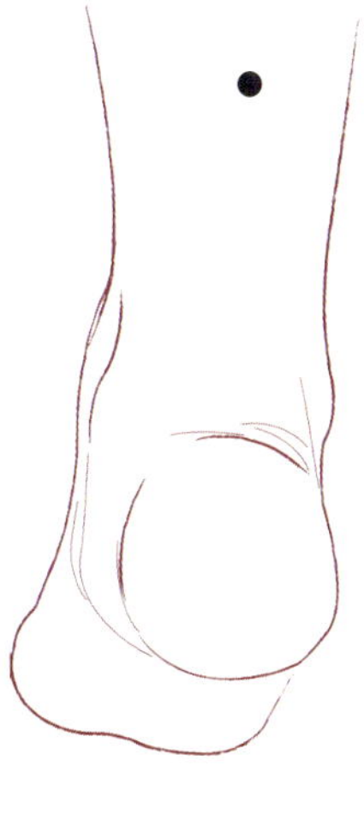

* 침이 근(筋)을 투과(透過)해야 더욱 효과적이다.

7.3 一重穴

【부위】 외과골첨外踝骨尖 직상直上으로 3촌(絶骨穴)에서 전방으로 1촌인 곳이다.

【주치】 갑상선종대(심장병으로 인한 경우), 안구돌출, 편도선염, 구안와사(면신경마비), 편두통, 복중비괴腹中痞塊, 간병, 뇌류腦瘤, 뇌막염

【수기법】 1～2촌

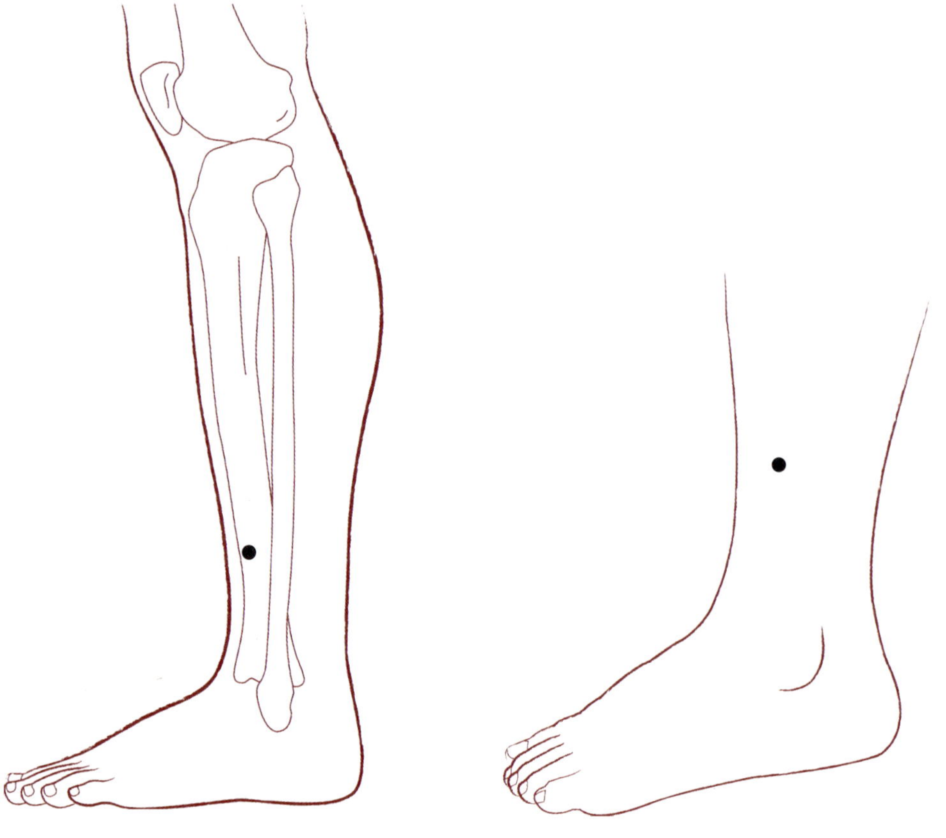

7.4 二重穴

【부위】 一重穴 상방上方으로 2촌인 곳이다.

【주치】 갑상선종대(심장병으로 인한 경우), 안구돌출, 편도선염, 구안와사(면신경마비), 편두통, 복중비괴腹中痞塊, 간병, 뇌류腦瘤, 뇌막염

【수기법】 1~2촌

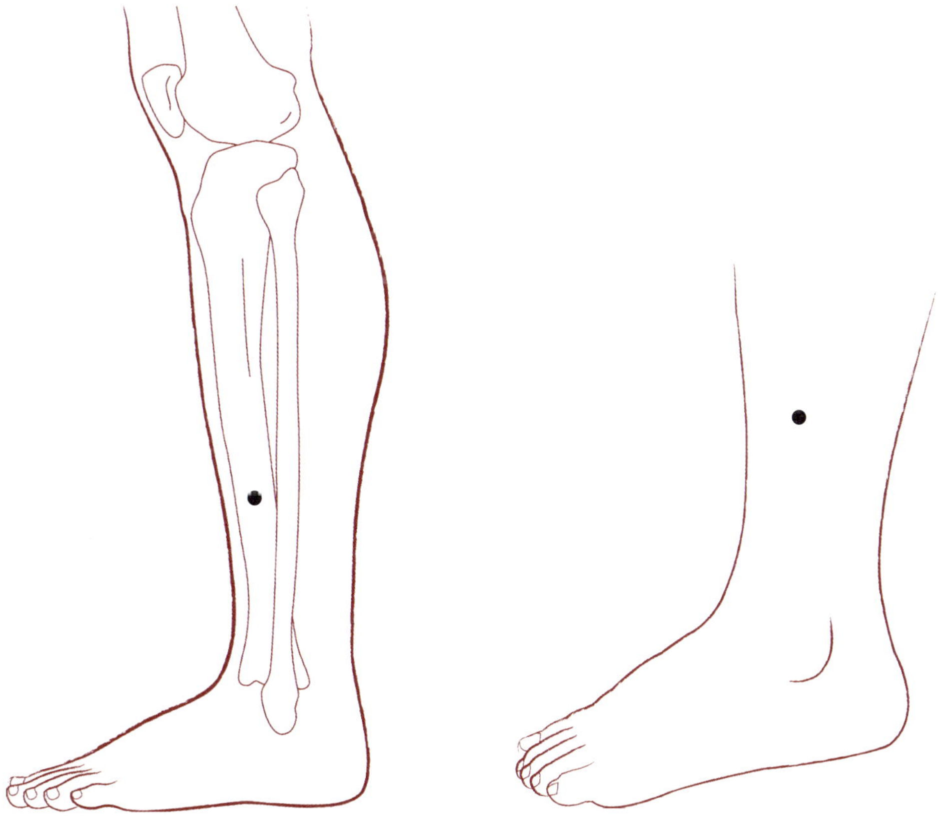

7.5 三重穴

【부위】 二重穴 상방上方으로 2촌인 곳이다.

【주치】 갑상선종대(심장병으로 인한 경우), 안구돌출, 편도선염, 구안와사(면신경마비), 편두통, 복중비괴腹中痞塊, 간병, 뇌류腦瘤, 뇌막염

【수기법】 1~2촌

【해설】 三重穴은 담경의 懸鍾穴(絶骨穴)의 전방, 즉 양명경 방향으로 1촌이다. 그러므로 담경과 양명위경의 사이에 존재하는 장부나 조직의 병증(예를 들면 갑상선과 같이 소양경과 양명경이 동시에 관련이 있는 병증)을 치료하는 경우에 적합하다. 족부足部를 두면부頭面部라고 대응하면 三重穴이 위치한 부위는 바로 갑상선의 위치에 대응하기 때문이다. 또한 三重穴은 동사께서 중풍을 치료할 때 사용하였던 중요한 기혈인데, 파기행혈破氣行血의 기능이 있으면서 뇌에 강력한 작용을 한다고 인식하였던 것으로 보인다. 그래서 三重穴은 뇌진탕의 후유증으로 인한 두통을 치료하는 데 특효가 있다.

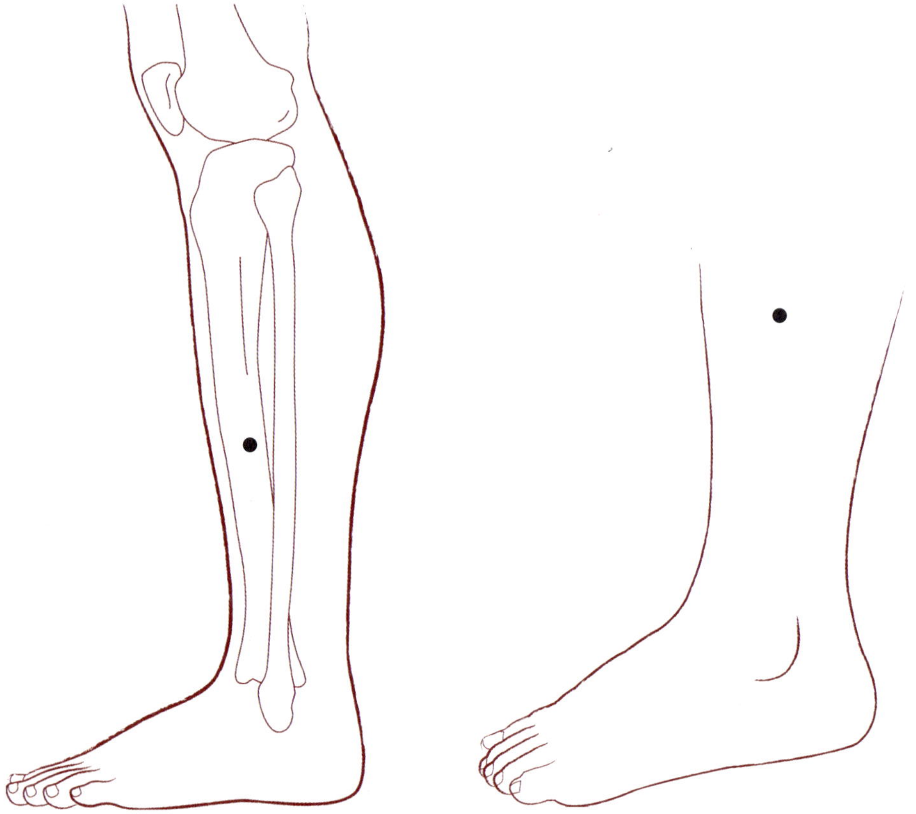

7.6 四花上穴

【부위】 슬안膝眼(외슬안外膝眼)의 하방下方으로 3촌인 곳이다. 전경골근前脛骨筋과 장총지신근長總趾伸筋 기시부의 사이에 있는 오목한 곳이다.

【주치】 효천哮喘, 치통, 심계항진, 구내생류口內生瘤, 두훈, 심장병, 전근곽란轉筋霍亂

【수기법】 2~3촌, 자침심도가 2촌이면 효천哮喘을 치료하며 3촌이면 심장병을 치료한다.

【해설】 四花上穴은 위경胃經의 足三里穴과 평행선상으로 위치하는데, 경골에 최대한 연접하여 취혈한다. 四花上穴 이하의 四花穴 군의 기혈들은 자침하면 심자深刺를 할 수 있기에 한증寒證이나 만성적인 질환에 적합하다. 본혈은 심각한 소화기의 병증, 특히 위경련과 같은 극렬한 염증이나 통증성 증상에 사혈을 통하여 즉각적인 치료효과를 보일 수 있다.

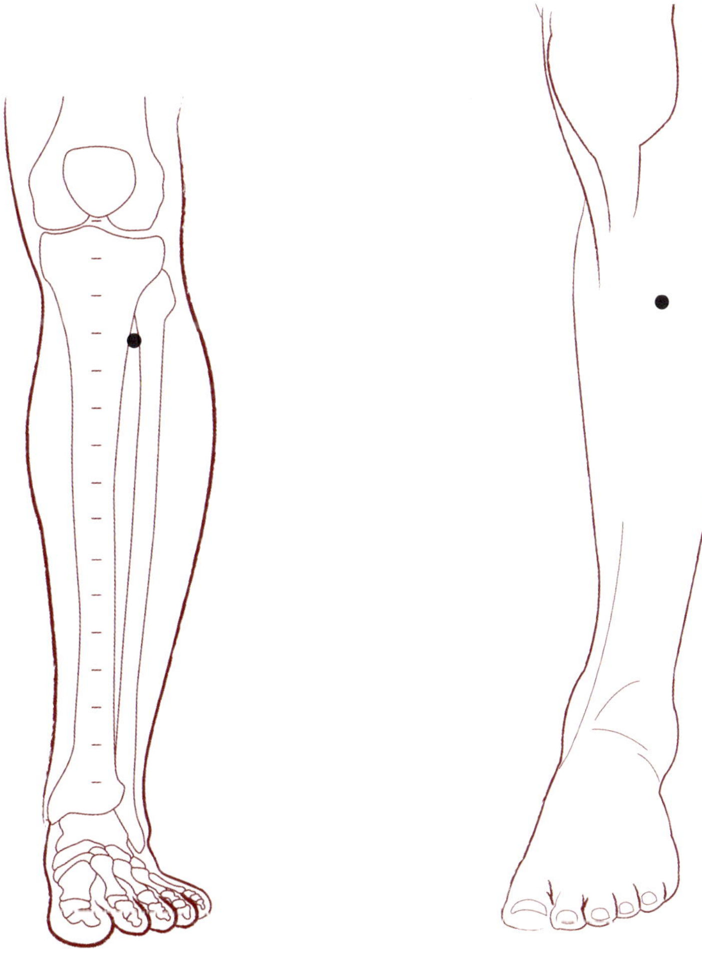

7.7 四花中穴

【부위】 四花上穴에서 직하直下로 4.5촌인 곳이다.

【주치】 효천哮喘, 안구병, 심장염, 심장혈관경화(심양측통心兩側痛), 심장마비(심민난과心悶難過, 좌와불안坐臥不安), 급성위통, 소골두消骨頭의 종창

【수기법】 四花中穴은 삼릉침으로 점자출혈하면 심장혈관경화, 급성위통, 장염, 흉부발민胸部發悶, 늑막염을 치료한다. 호침毫鍼으로 2~3촌 자침하면 효천哮喘, 안구통을 치료한다.

【해설】 본혈은 족양명위경의 條口穴에서 5푼에 위치하여 광범위한 치료영역을 가지고 있는 기혈로 삼릉침으로 점자하면 상술한 병증에 확실한 치료효과를 보인다. 자침하여 견갑통肩胛痛, 주만통肘彎痛, 식지통食指痛의 치료에 매우 효과적인데, 다른 동씨기혈과 상이한 점은 환측(동측)에서 취혈하는 것을 위주로 삼는다는 것이다.

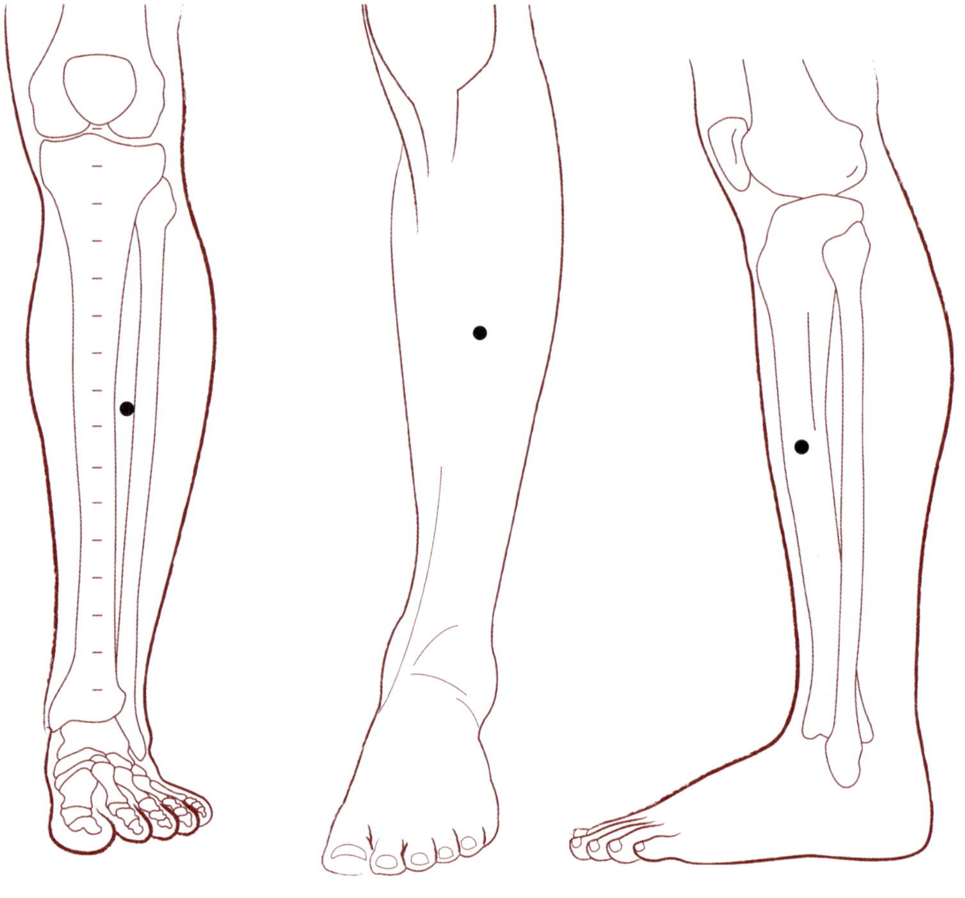

7.8 四花副穴

【부위】 四花中穴에서 직하直下로 2.5촌인 곳이다.

【주치】 효천哮喘, 안구병, 심장염, 심장혈관경화(심양측통心兩側痛), 심장마비(심민난과心悶難過, 좌와불안坐臥不安), 급성위통, 소골두消骨頭의 종창

【수기법】 주로 삼릉침으로 점자출혈한다.

【해설】 四花中穴과 四花副穴을 배합하면 상술한 증상 등에 즉각적인 효과를 보인다. 단 사혈을 위주로 활용하는데, 심혈관의 경화, 심장마비, 급성위염으로 인한 위통 등에 자락刺絡하여 흑혈黑血이 방혈되는 것을 치료의 기준으로 삼는다.

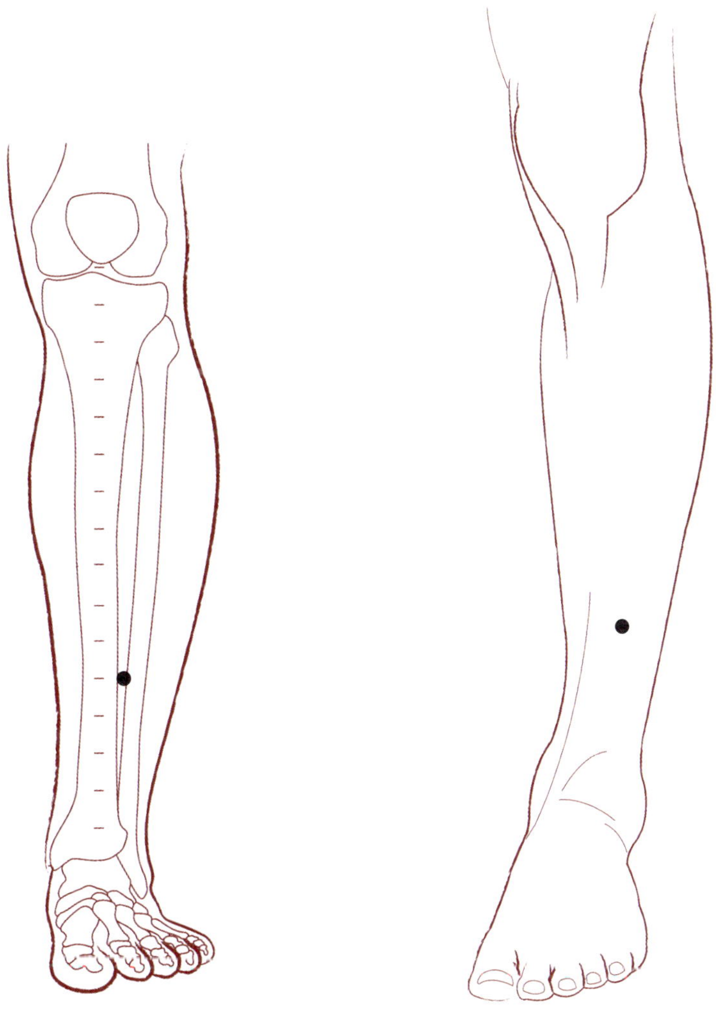

7.9 四花下穴

【부위】 四花副穴에서 직하直下로 2.5촌인 곳이다.

【주치】 장염, 복창腹脹, 위통, 부종, 수중교아睡中咬牙

【수기법】 1~2촌

【해설】 四花下穴은 위경에 위치하여 위장에 관계된 병을 치료하는데, 四花下穴의 직하 1.5촌에 위치하는 腑腸穴도 위경에 위치하여 치료방면도 동일하다. 다만 이 2혈은 통상적으로 배합하여 응용하는데, 이를 삭골침削骨鍼 또는 소골침消骨鍼이라고 하며 경골脛骨에 최대한 밀접하게 연접하여 진침進鍼한다. 이러한 삭골침은 골극骨棘(즉 골격창대骨格脹大)을 치료할 수 있는 가장 강력한 기법이다.

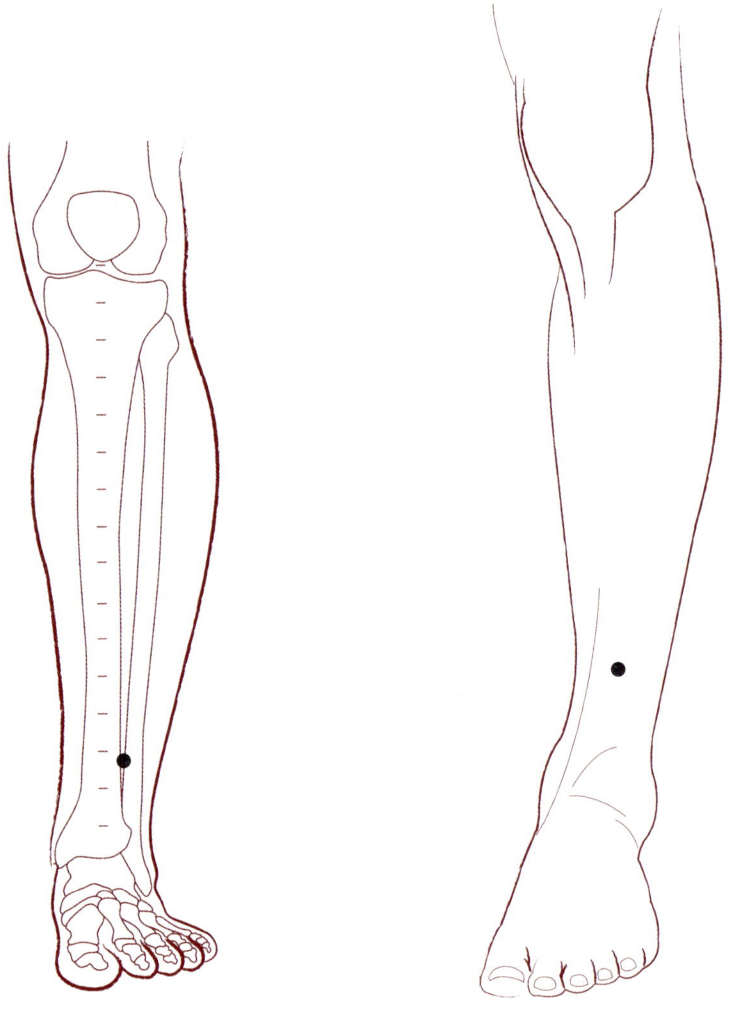

7.10 四花外穴

【부위】 四花中穴에서 외측으로 1.5촌인 곳이다.

【주치】 급성장염, 치통, 편두통, 검부臉部신경마비, 늑막통

【수기법】 1~1.5촌

【해설】 본혈은 삼릉침으로 흑혈黑血를 배출하여 급성 장위염腸胃炎, 늑막통, 흉부의 발창發脹, 효천哮喘, 좌골신경통, 견비통, 귓병, 만성비염, 두통, 고혈압 등을 치료한다. 이러한 四花外穴도 사혈을 활용하는 극히 중요한 기혈이다. 그래서 상술한 병증을 비롯하여 인체의 측면부의 각종 병변에 대한 특별한 효과를 보인다. 예를 들면 상술한 편두통, 귓병, 견비통, 늑골통, 측면(소양경)의 좌골신경통 및 족부통足跗痛 등의 치료에 모두 탁월한 효과를 보인다. 점자사혈 시에 四花外穴의 주위에 청근靑筋을 확인하고 사혈하면 대단히 효과 있는데, 사혈을 시도하는 경우에는 혈위의 위치에 굳이 구애받을 필요는 없다.

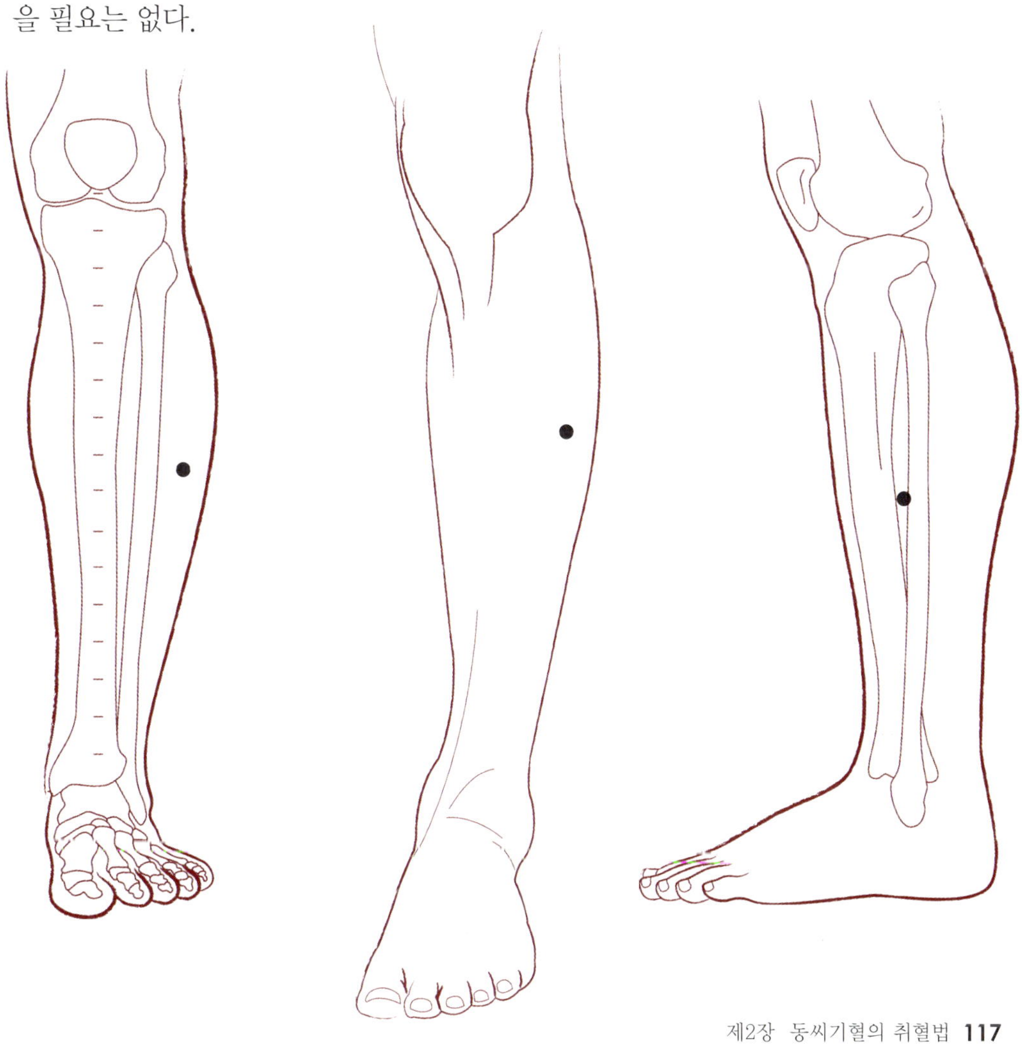

7.11 上唇穴

【부위】 슬개골膝蓋骨과 경골두脛骨頭 사이에 있는 슬개골하연膝蓋骨下緣에 있다.

【주치】 진통唇痛, 백구증白口症

【수기법】 삼릉침으로 슬개하연膝蓋下緣에 있는 빈골臏骨인대(슬개인대)의 상방上方과 인근구역에 흑혈黑血을 출혈시키면 즉시 효과가 있다.

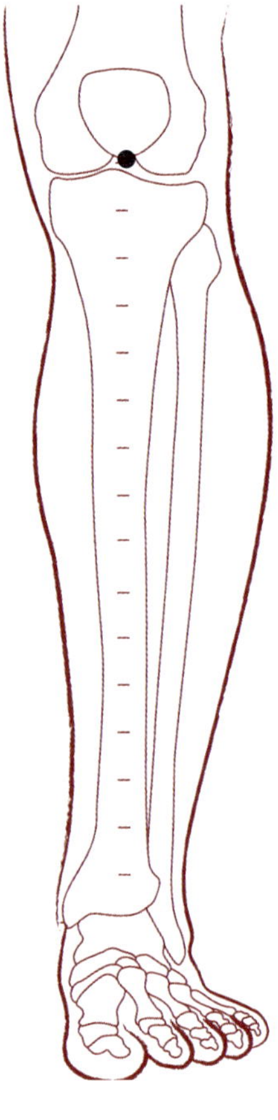

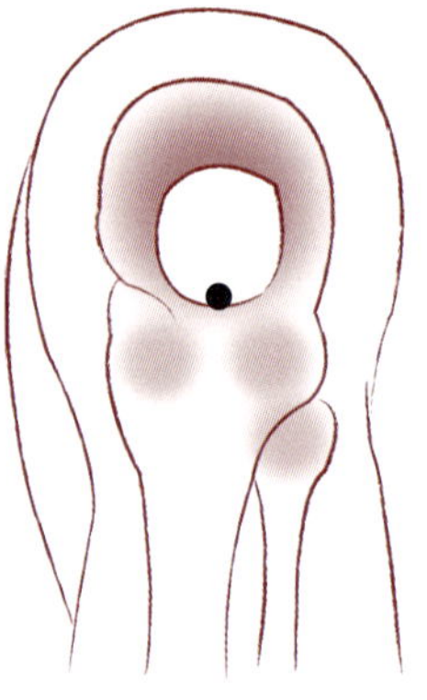

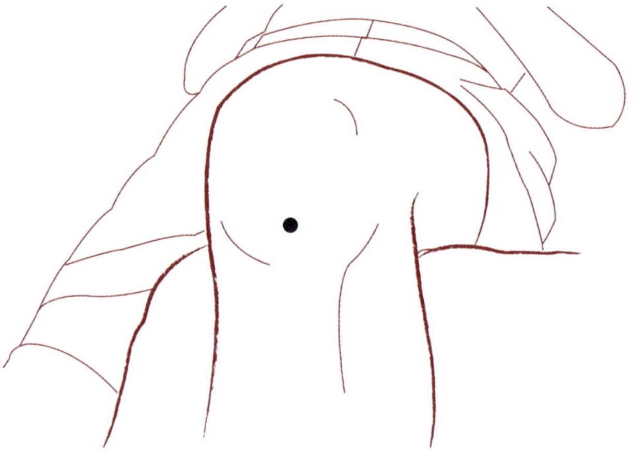

7.12 下唇穴

【부위】 슬개골하연膝蓋骨下緣의 약 1촌인 곳이다. 슬개골의 하방下方으로 경골두상연脛骨頭上緣에 있다.

【주치】 진통唇痛, 백구증白口症

【수기법】 삼릉침으로 슬개하연膝蓋下緣에 있는 빈골臏骨인대(슬개인대)의 상방上方과 인근구역에 흑혈黑血을 출혈시키면 즉시 효과가 있다.

【해설】 上唇穴·下唇穴은 모두 점자사혈을 위주로 구순병口唇病을 치료한다. 슬개골膝蓋骨의 전면에서 무릎을 보면 무릎 전체가 마치 사람의 얼굴처럼 보인다. 슬개골은 돌출되어 코와 비슷하다고 한다면, 그 아래에 있는 슬개골의 하단은 윗입술, 경골脛骨의 상단은 아랫입술처럼 보이는데, 이러한 국소적인 대응법으로 본혈을 창안한 것으로 보인다.

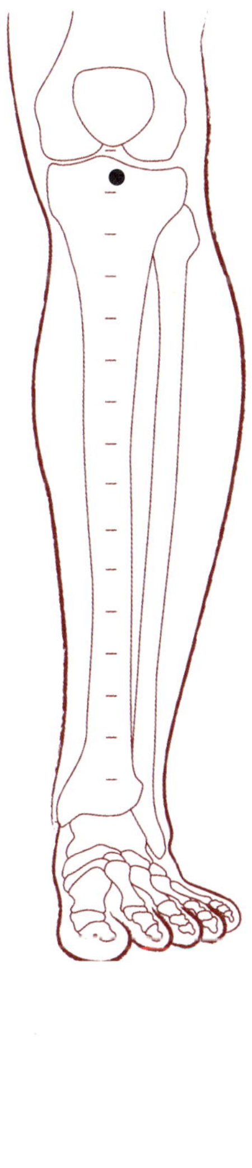

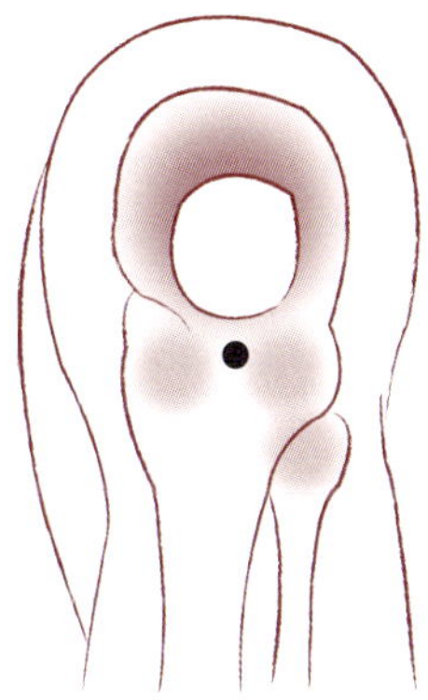

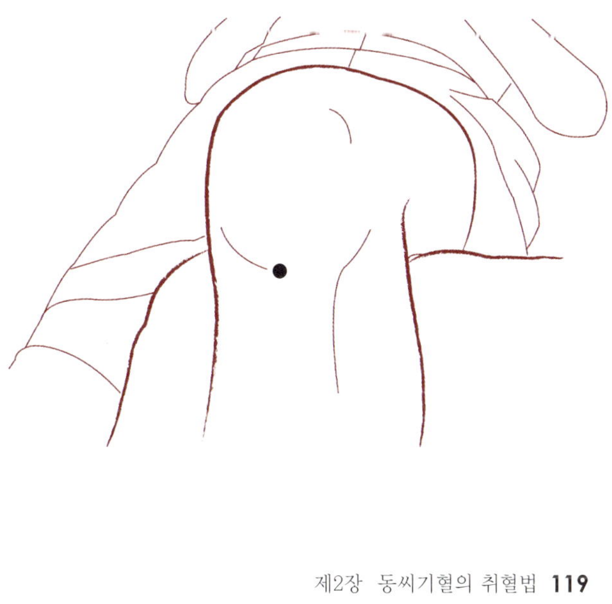

7.13 天皇穴

【부위】 경골두脛骨頭의 내측함중陷中으로 슬관절에서 2.5촌인 곳이다.

【주치】 위산과다, 반위反胃(도식병倒食病), 신장염, 당뇨병, 단백뇨

【수기법】 5푼~1촌

【주의】 금구혈禁灸穴이며 임산부는 금침禁鍼한다.

【해설】 天皇穴은 바로 비경의 陰陵泉穴과 일치한다. 동사께서는 상술한 병증 외에도 심장병, 고혈압, 심장병으로 유발된 두훈, 두통, 실면失眠 등의 증상을 치료하였다. 陰陵泉은 족태음비경의 합혈合穴인데, 합혈은 '합치내부合治內府'하므로 위병을 치료하며, 대응법으로 보았을 때 인체의 머리에 해당하므로 두통, 두훈과 같은 병증을 주치한다.

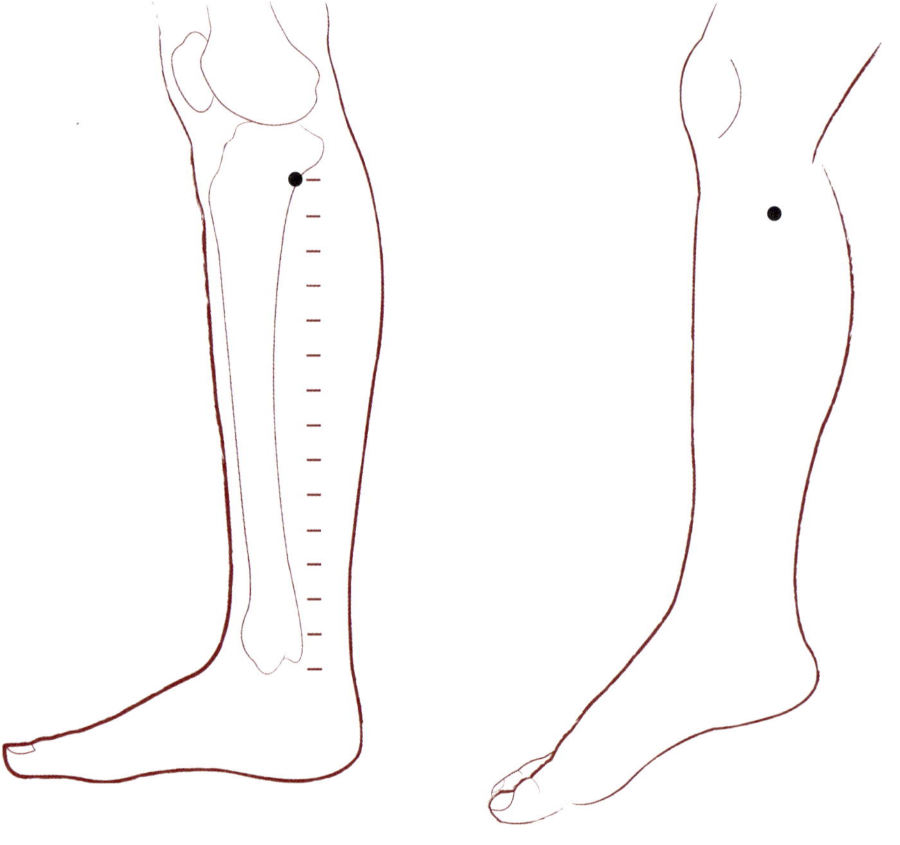

7.14 天皇副穴(腎關穴)

【부위】 天皇穴 직하直下로 1.5촌인 곳이다.

【주치】 위산과다, 도식증倒食症, 안구왜사眼球歪斜, 산광散光, 빈혈, 전간병, 신경병, 미릉골통, 비골통鼻骨痛, 두훈

【수기법】 1~2촌

【해설】 天皇副穴은 腎關穴이라고 부르며 보신補腎의 요혈로 상술한 병증을 치료할 뿐 아니라 신허腎虛로 인한 좌골신경통, 배통背痛, 두통, 요산腰酸에도 현저한 효과가 있다. 이 외에도 양손의 마비 또는 동통과 견비통, 견비불거肩臂不擧(오십견)에도 특효다. 자침 시에 수지부手指部를 움직이거나 견비肩臂를 거상擧上시키면 즉시 기효를 보인다.

오십견은 크게 두 가지로 분류할 수 있다. 하나는 견관절을 상방上方으로 거상하기가 불편한 경우이고, 다른 하나는 전후로 움직이지 못하는 경우이다.

우선 위로 올릴 수 없는 경우에는 腎關穴을 위주로 취혈한다. 일반적으로 尺澤穴에 사혈을 우선 시행하거나 尺澤穴에 강하게 자침하고 염전한 후에 발침하는 것도 좋다. 尺澤穴은 치표治標하고 腎關穴은 치본治本의 의미가 강하기 때문인데, 마치 尺澤穴과 腎關穴의 도마침법이라고 볼 수도 있다. 앞뒤로 움직이기 어려운 경우에는 足五金穴을 취혈하는 것이 좋다.

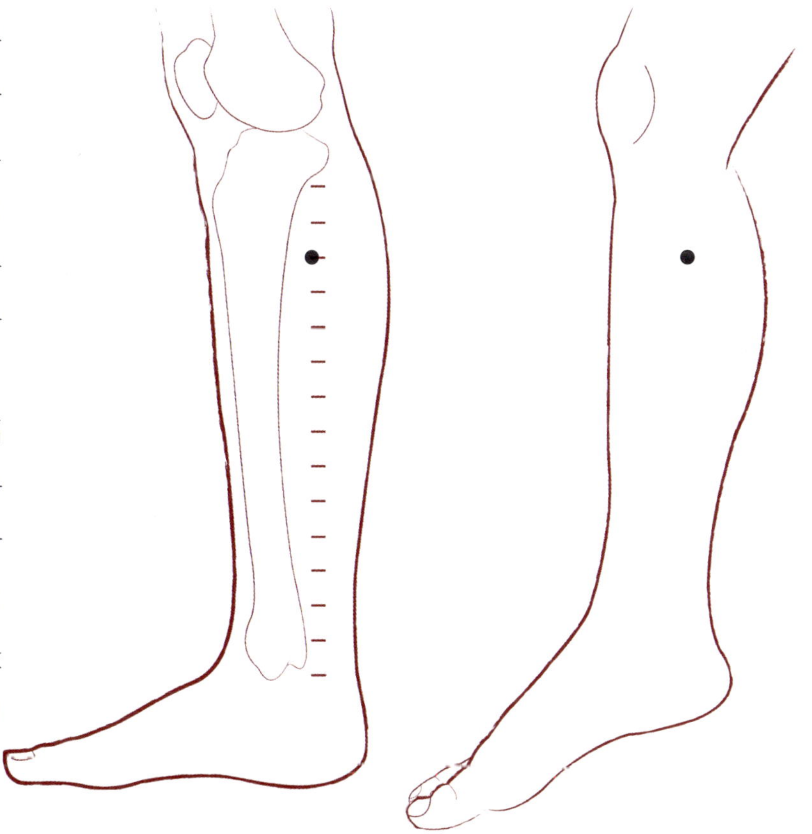

7.15 地皇穴

【부위】 경골脛骨의 내측후연後緣에 있는 내과골內踝骨에서 7촌인 곳이다.

【주치】 신장염, 사지부종, 당뇨병, 임질, 양위陽萎, 조설早泄, 유정遺精, 활정滑精, 몽정, 단백뇨, 소변출혈, 자궁류子宮瘤, 월경부조, 신휴腎虧로 인한 요통

【수기법】 1~1.8촌, 자침은 45도로 사자斜刺한다.

【주의】 임산부는 금침禁鍼한다.

【해설】 본혈은 바로 비경脾經의 극혈郄穴인 漏谷穴로 天皇副穴, 地皇穴, 人皇穴을 합쳐서 三皇穴 또는 下三皇穴이라고 하며 신허腎虛로 인한 모든 증상에 유효하다.

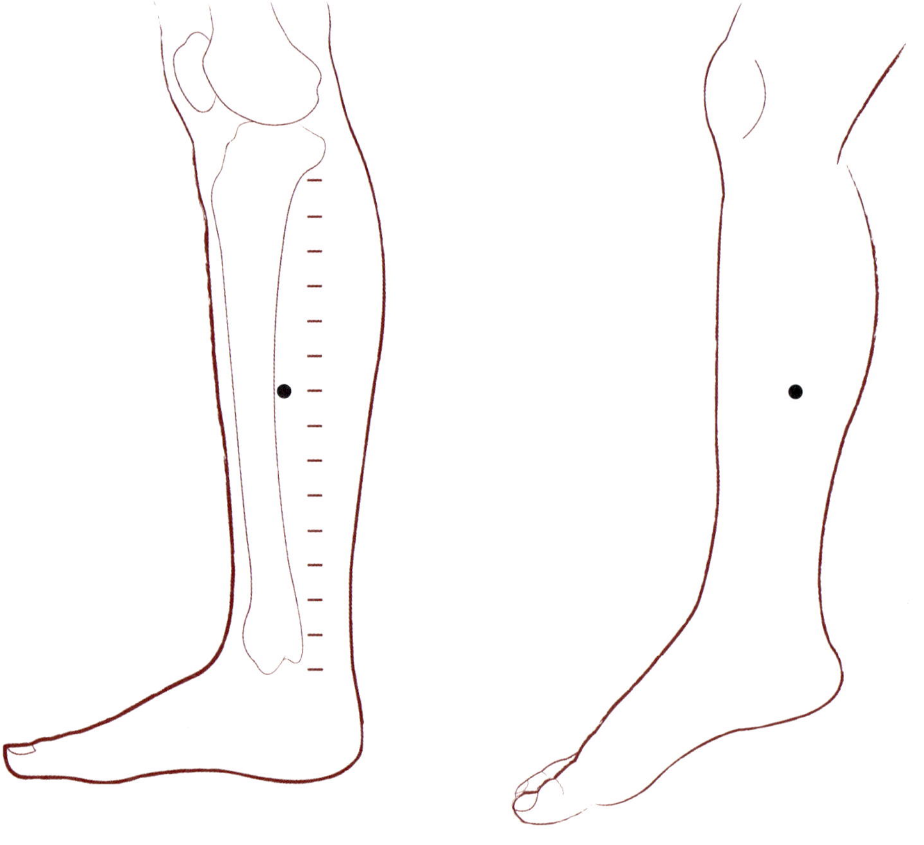

7.16 四肢穴

【부위】 경골脛骨의 내측으로 내과內踝 위로 4촌인 곳이다.

【주치】 사지통, 경항통頸項痛, 당뇨병

【수기법】 5푼~1.5촌

【주의】 임산부는 금침禁鍼한다.

【해설】 본혈은 '비주사지脾主四肢'한다는 의미를 함축하고 있는 혈명이다. 즉 비경에 위치하여 사지의 통증, 특히 말초순환의 불리로 인한 사지 통증에 효과적이다.

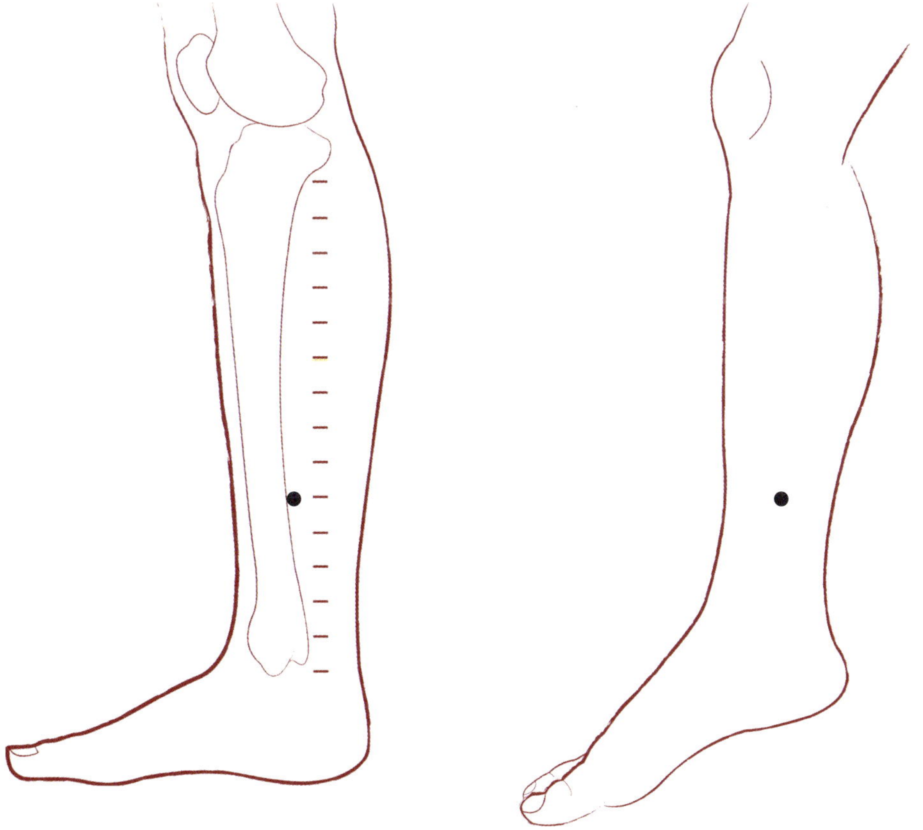

7.17 人皇穴

【부위】 경골脛骨의 내측으로 내과內踝 위로 3촌인 곳이다.

【주치】 임질, 양위陽萎, 조설早洩, 유정遺精, 활정滑精, 요척추골통, 발자통脖子痛, 두훈, 수마手麻, 당뇨병, 소변출혈, 신장염, 신휴腎虧로 인한 요통

【주의】 임산부는 금침禁鍼한다.

【해설】 본혈은 비경脾經의 三陰交穴과 일치하며 地皇, 腎關穴과 같이 배합하여 도마침법을 이루면 이른바 下三皇穴이라고 부른다. 下三皇穴은 신허腎虛, 특히 신장정腎臟精이나 '명문지화命門之火'와 관련된 병증을 주치하는 것이 강하고, 이와는 대조적으로 신장의 수분대사와 관련된 병증을 다스릴 때는 通腎-通胃-通背穴을 활용하는 경우가 많다.

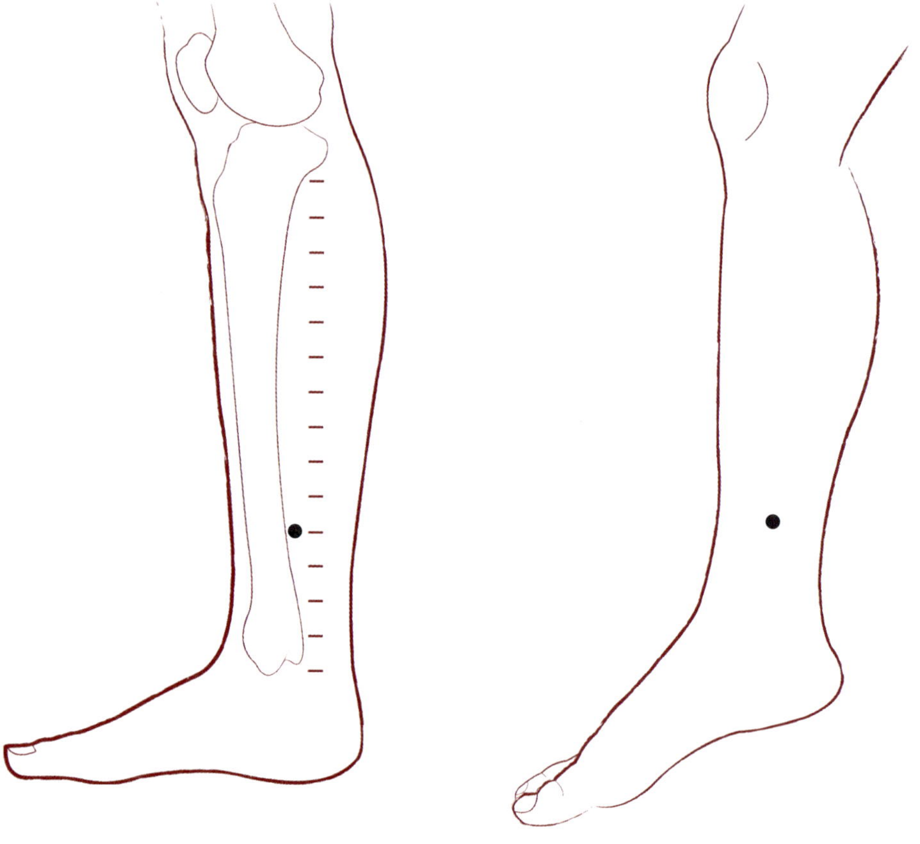

7.18 側三里穴

【부위】 四花上穴(足三里穴)의 외측으로 1.5촌인 곳이다.

【주치】 치통, 안면마비

【수기법】 5푼~1촌

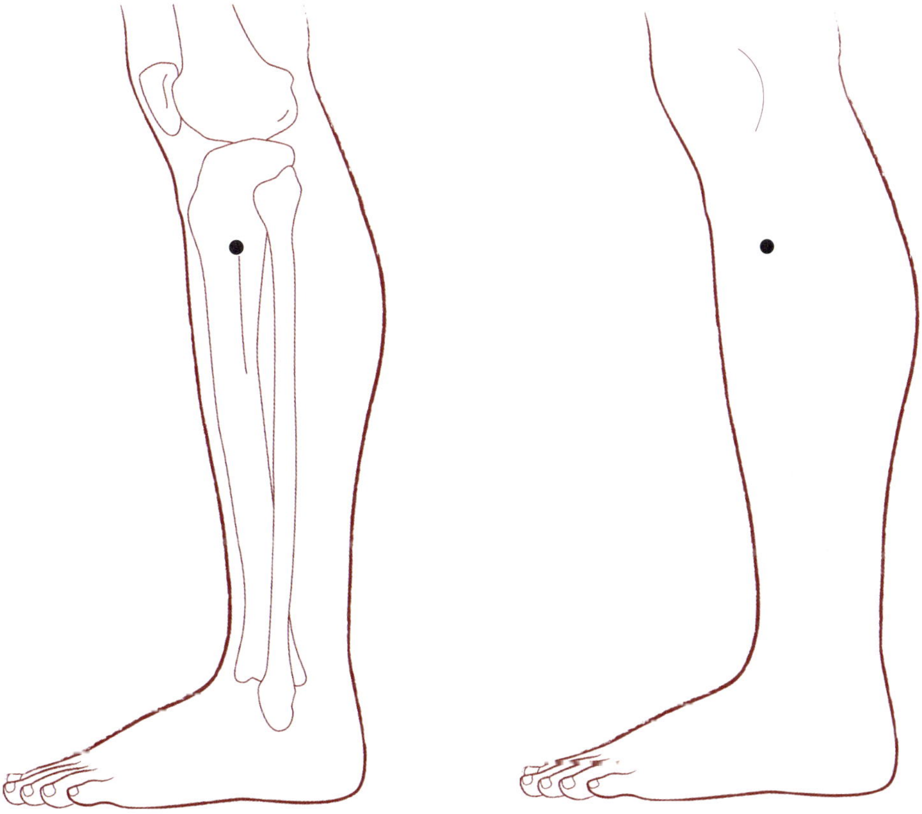

7.19 側下三里穴

【부위】 側三里穴의 직하直下로 2촌인 곳이다.

【주치】 치통, 안면마비

【수기법】 5푼~1촌

【해설】 側三里-側下三里穴은 주로 2혈을 동시에 합용하며 편측을 취혈한다. 좌측을 치료할 때는 우측 혈위를 취혈하고, 우측을 치료할 때는 좌측 혈위를 취혈한다. 側三里-側下三里穴은 위경의 足三里穴이나 담경의 陽陵泉穴의 중간에 위치하여 양명과 소양의 합병合病이나 병병竝病을 치료할 수 있는 조합이다. 대응법으로 보면 안면과 두부에 해당하여 주로 삼차신경통이나 안면신경의 경련이 양명경과 소양경에 동시에 나타나거나 두 경맥 사이에 위치한 병증의 치료를 매우 효율적으로 주치할 수 있다. 또한 상하지대응법에 따라 상지의 척골尺骨 인근의 통증(예를 들어 주관절 내측동통, 골프 엘보 등)을 다스리는데, 치료효과가 매우 좋다.

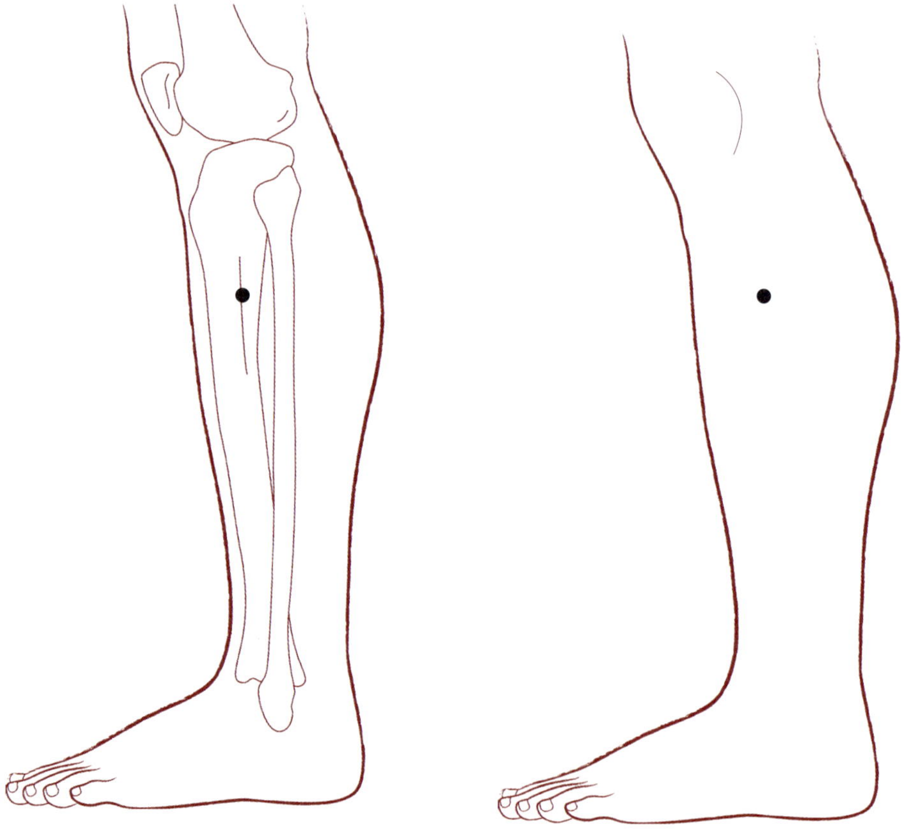

7.20 足千金穴

【부위】 側下三里穴의 외방(후방)으로 5푼이며 직하直下로 2촌인 곳이다.

【주치】 급성장염, 어골자주후관魚骨刺住喉管*, 견배통肩背痛, 후롱생창喉嚨生瘡, 후염喉炎(화아병火蛾病), 편도선염, 갑상선종

【수기법】 1~2촌

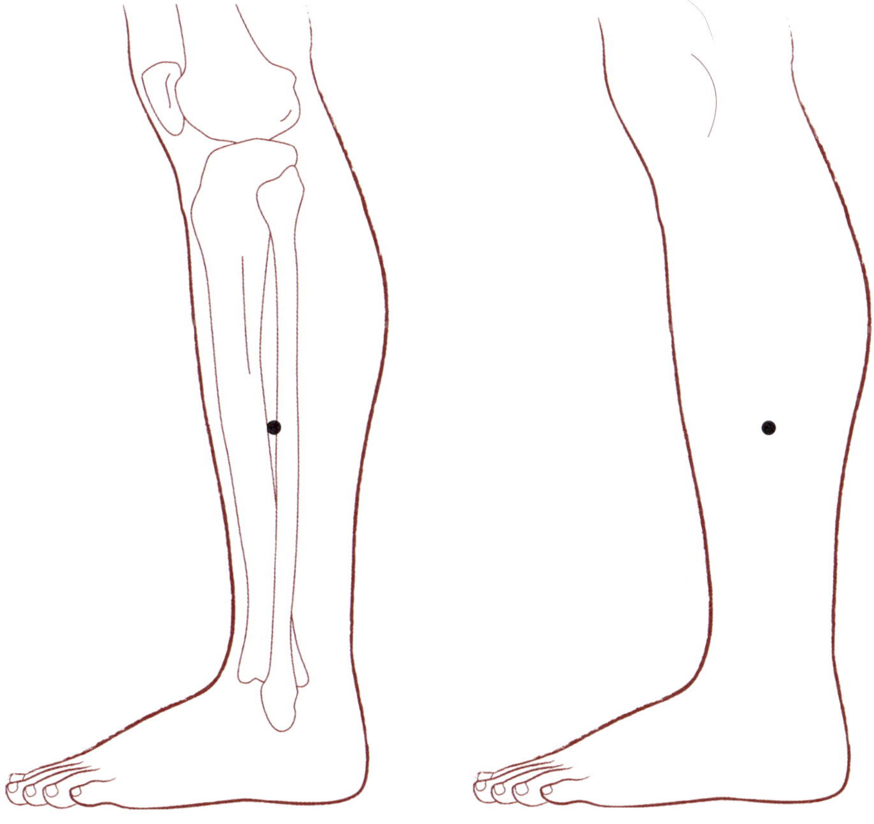

* 어골자주후관(魚骨刺住喉管)은 목에 고기뼈가 걸린 것이다.

7.21 足五金穴

【부위】 足千金穴의 직하直下로 2촌인 곳이다.

【주치】 급성장염, 어골자주후관魚骨刺住喉管, 견배통肩背痛, 후롱생창喉嚨生瘡, 후염喉炎(화아병火蛾病), 편도선염, 갑상선종

【수기법】 1~2촌

【해설】 足千金-足五金穴을 합용하면 후부喉部병변을 위주로 치료하며, 이 외에도 급성장염과 견배통肩背痛을 치료한다. 혈명에서 볼 수 있듯이 '金'과 관련된 동씨기혈들은 폐-대장, 그리고 인후부咽喉部와 대변과 관련된 질환에 특효를 보인다. 또한 오십견에 대한 통증 중에 전후로 움직이는 상황에 통증이 확인되는 경우에는 足千金-足五金穴을 자침하는 것이 진통에 매우 효과적이다.

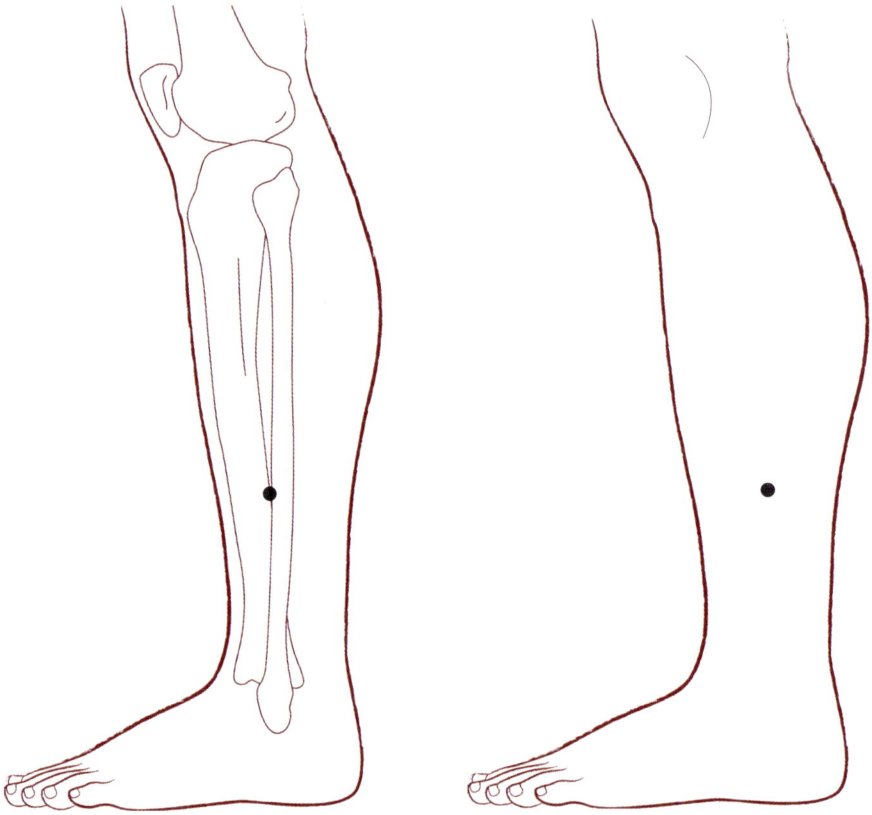

7.22 光明穴

【부위】 內踝尖 직후 1촌에서 다시 상방上方으로 2촌인 곳이다.

【주치】 안산광眼散光과 안장眼障

【수기법】 5푼~1촌

【해설】 본혈은 신경腎經의 復溜穴과 거의 일치하지만 약간 후방의 아킬레스건 쪽으로 옮겨서 자침하는 것이 더욱 효과가 좋다. 동씨기혈에서는 본혈이 눈의 병증을 해소하여 시력을 개선할 수 있기에 光明穴이라고 명명하였다. 안산광과 내장內障을 치료하는 것 이외에 다양한 종류의 눈병(예를 들어 비문증飛蚊症, 녹내장 등)에 좋은 효과가 있다. 주로 腎關穴, 人皇穴 등과 배용하는데, 같은 개념으로 고방古方의 명랑음明朗飮, 자신명목탕滋腎明目湯을 투여하면 확실한 효과를 발휘할 수 있다.

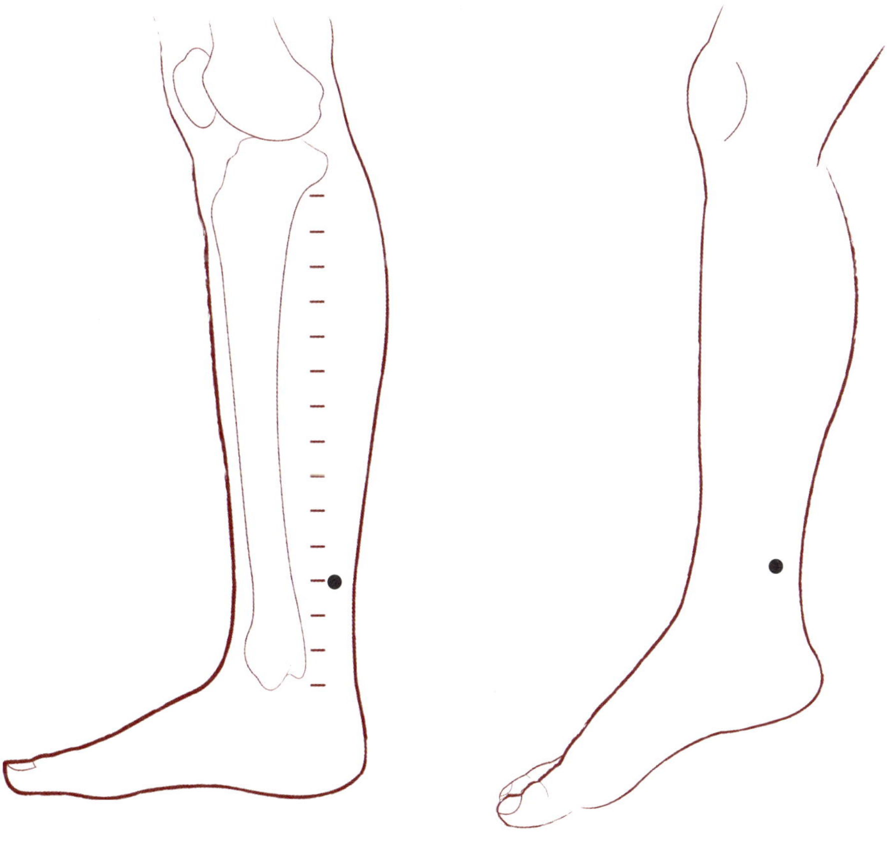

8. 八八部位

8.1 通關穴

【부위】 대퇴 정중선의 고골股骨에서 슬개횡문膝蓋橫紋 상방上方으로 5촌인 곳이다.

【주치】 심장병, 심포락통心包絡痛(심구통心口痛), 심양측통心兩側痛, 심장성 풍습병, 두훈, 안화眼花, 심계항진, 위병, 사지통, 뇌빈혈

【수기법】 3~5푼

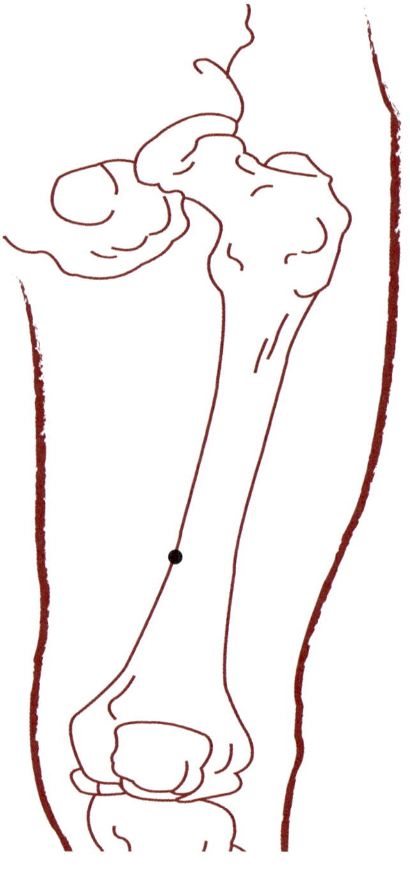

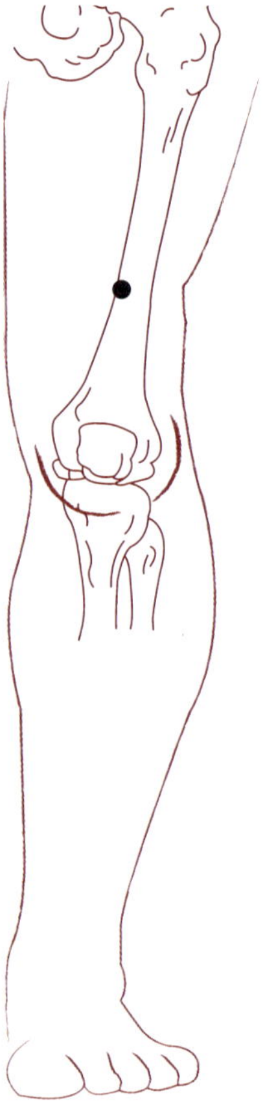

8.2 通山穴

【부위】 通關穴에서 직상방直上方으로 2촌에 있다.

【주치】 심장병, 심포락통心包絡痛(심구통心口痛), 심양측통心兩側痛, 심장성 풍습병, 두훈, 안화眼花, 심계항진, 위병, 사지통, 뇌빈혈

【수기법】 5~8푼

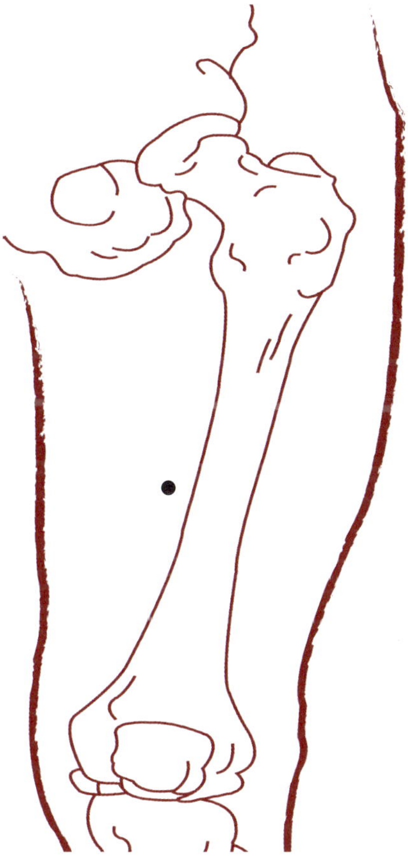

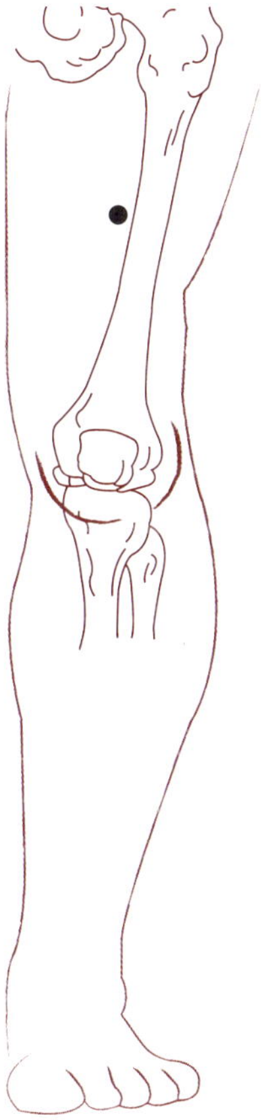

8.3 通天穴

【부위】 通關穴에서 직상直上으로 4촌에 있다.

【주치】 심장병, 심포락통心包絡痛(심구통心口痛), 심양측통心兩側痛, 심장성 풍습병, 두훈, 안화眼花, 심계항진, 위병, 사지통, 뇌빈혈

【수기법】 5푼~1촌

【해설】 通關-通山-通天穴은 족양명위경과 인근하며 심장과 관련된 모든 병증에 활용할 수 있다. 족양명위경은 다기다혈多氣多血하여 인체의 기혈氣血순환 이상을 가장 효과적으로 조정할 수가 있다. 인체의 대퇴부에는 가장 많은 혈구를 생산하는 대퇴골이 있고, 많은 혈관과 근육이 발달하여 있는데, 이러한 점을 활용하여 동씨기혈에서는 심장과 관련된 여러 병증에 활용하는 것으로 보인다.

본혈들을 양측에 6혈을 동시에 자침하는 것은 불가하며, 1~2혈을 신중히 선혈해서 자침해야 한다. 저자의 임상 경험상 자침 전에 시술자의 손가락으로 미리 압박하여 압

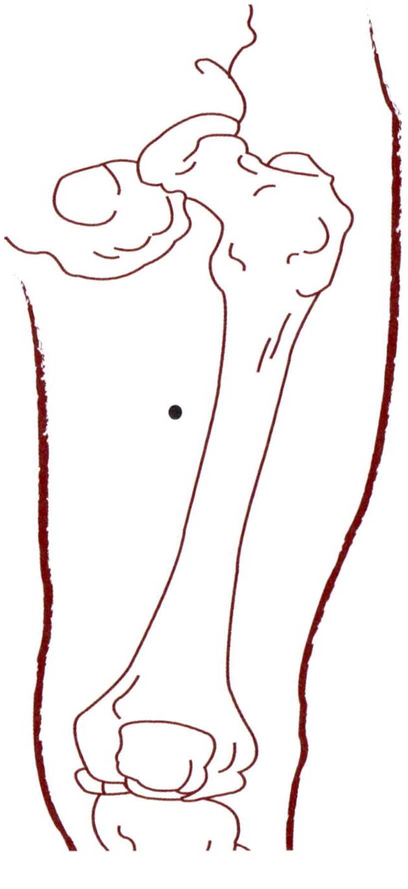

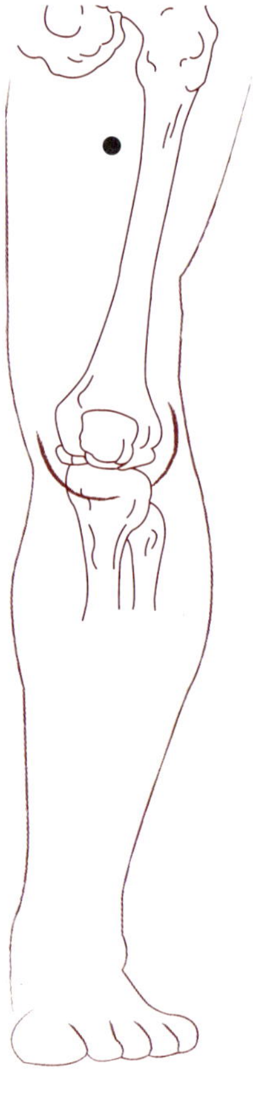

통점이 확연한 곳이 치료효과가 더욱 좋으며, 대개 암영이나 청근이 더 많이 보이는 곳을 자침하는 것은 선별하는 것이 타당하다고 본다. 고혈압의 경우에는 양측에 각 1혈씩 취혈할 수 있다.

8.4 通腎穴

【부위】 슬개膝蓋 내측상연上緣의 오목한 곳에 있다.

【주치】 양위陽萎, 조설早泄, 임질, 신장염, 당뇨병, 신휴腎虧로 인한 두훈요통, 신장성 풍습병, 자궁통, 적백대하赤白帶下

【수기법】 3～5푼

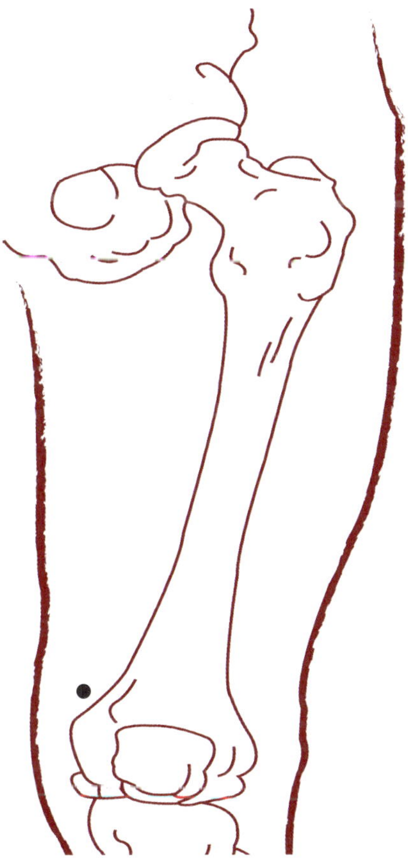

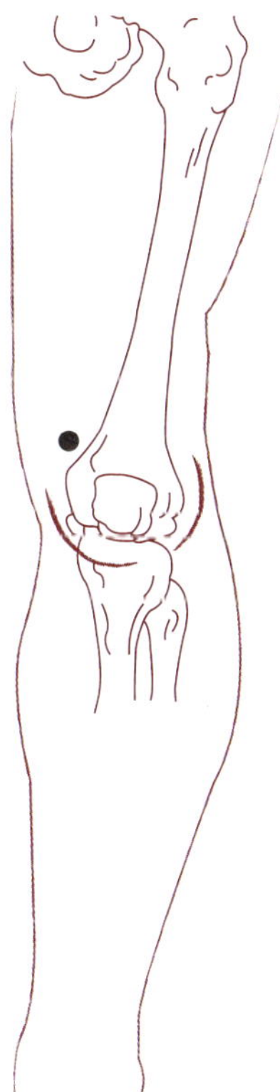

8.5 通胃穴

【부위】 通腎穴에서 상방上方으로 2촌에 있다.

【주치】 양위陽萎, 조설早洩, 임질, 신장염, 당뇨병, 신휴腎虧로 인한 두훈요통, 신장성 풍습병, 자궁통, 적백대하赤白帶下, 배통背痛

【수기법】 5푼~1촌

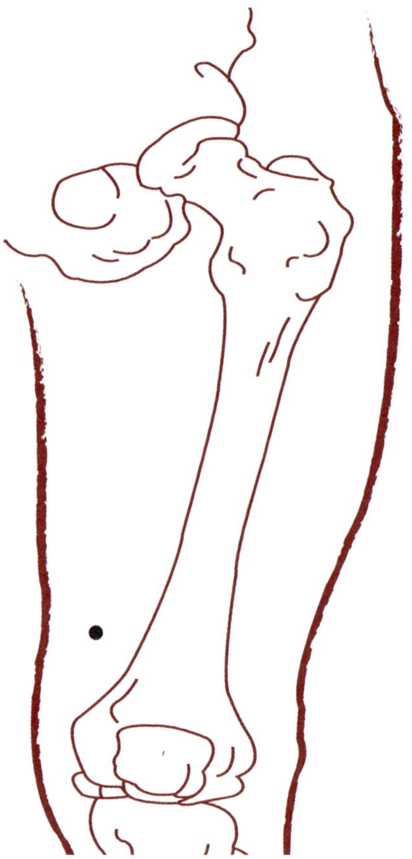

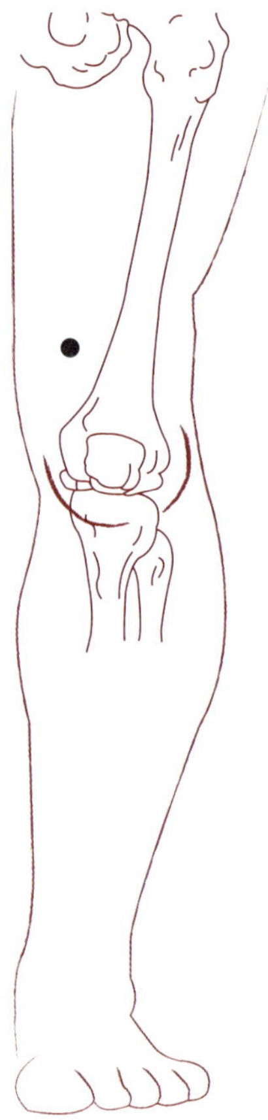

8.6 通背穴

【부위】 通腎穴에서 상방上方으로 4촌에 있다.

【주치】 양위陽萎, 조설早泄, 임질, 신장염, 당뇨병, 신휴腎虧로 인한 두훈과 요통, 신장성 풍습병, 자궁통, 적백대하赤白帶下, 배통背痛

【수기법】 5푼~1촌

【해설】 필자의 임상경험으로 보면 通腎-通胃-通背 3혈은 신장의 고유기능 중 수분대사와 관련된 병증을 집중적으로 주치한다. 腎關穴 이하의 下三皇穴이 신장을 주치할 때 주로 신양腎陽과 관련된 기능적인 부분에 집중되는 것과 대비된다. 특히 수분대사와 관련된 수역증水逆症과 같은 병증에는 通腎-通胃-通背穴에 자침하는 것이 가장 효과적이다. 세 혈 중에서 임의로 두 혈(양측 4혈)을 배혈하는데, 세 혈을 동시에 자침하는 것은 아니다.

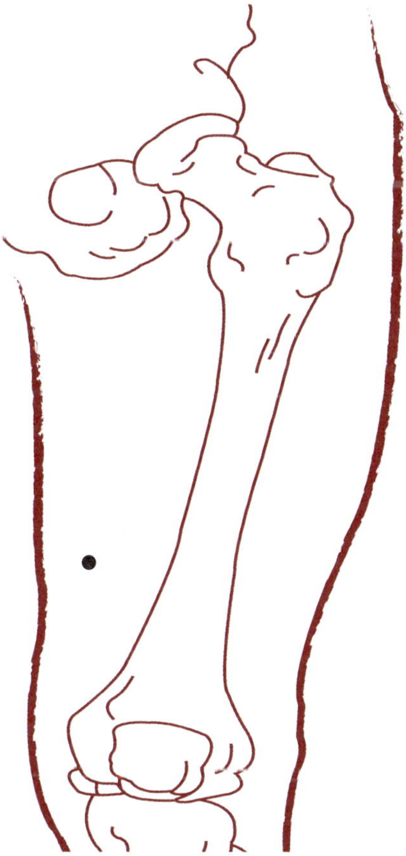

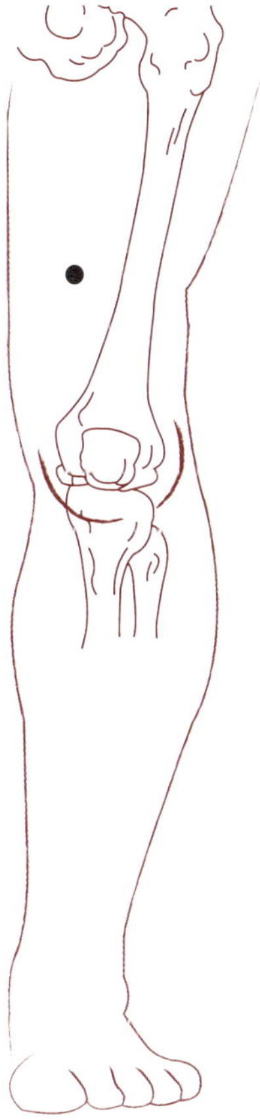

8.7 明黃穴

【부위】 대퇴 내측의 정중앙에 있다.

【주치】 간경화, 간염, 골격창대骨格脹大, 척추골막염, 간기능 불리로 인한 피로, 이명, 요산腰酸, 안혼眼昏, 안통眼痛, 간통肝痛, 소화불량, 백혈구증(특효)

【수기법】 1.5~2.5촌

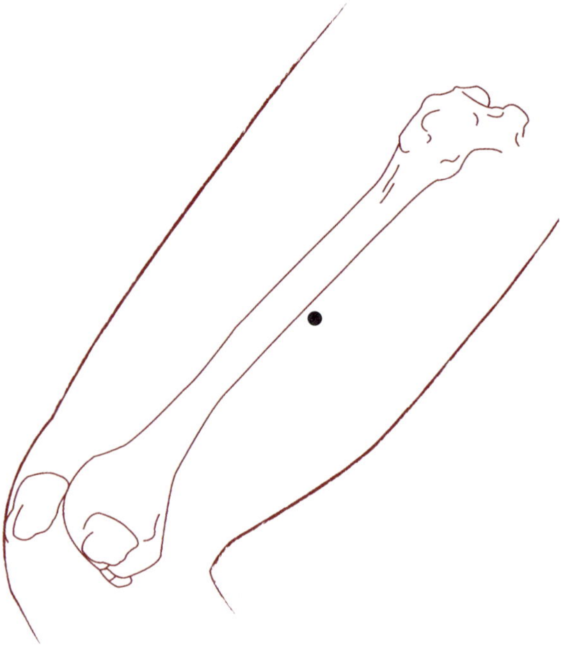

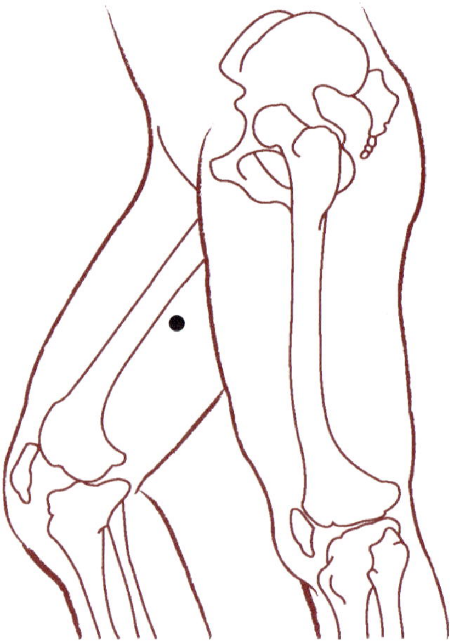

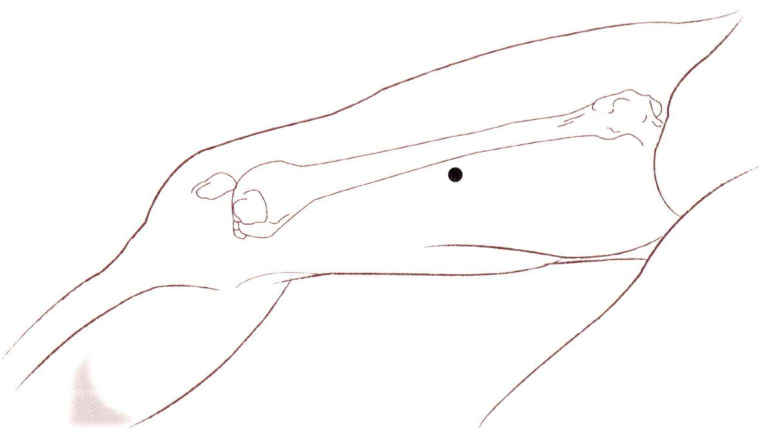

8.8 天黃穴

【부위】 明黃穴에서 직상直上으로 3촌에 있다.

【주치】 간경화, 간염, 골격창대骨格脹大, 척추골막염, 간기능 불리로 인한 피로, 이명, 요산腰酸, 안혼眼昏, 안통眼痛, 간통肝痛, 소화불량, 백혈구증(특효)

【수기법】 1.5~2.5촌

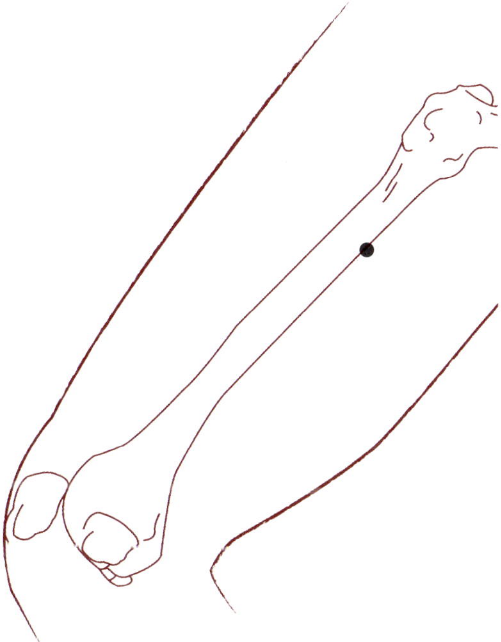

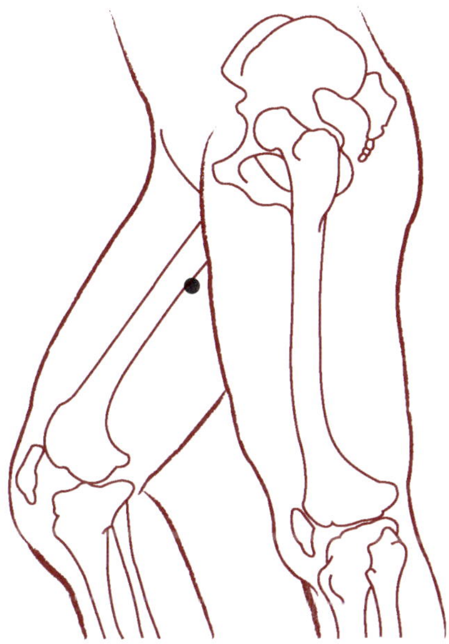

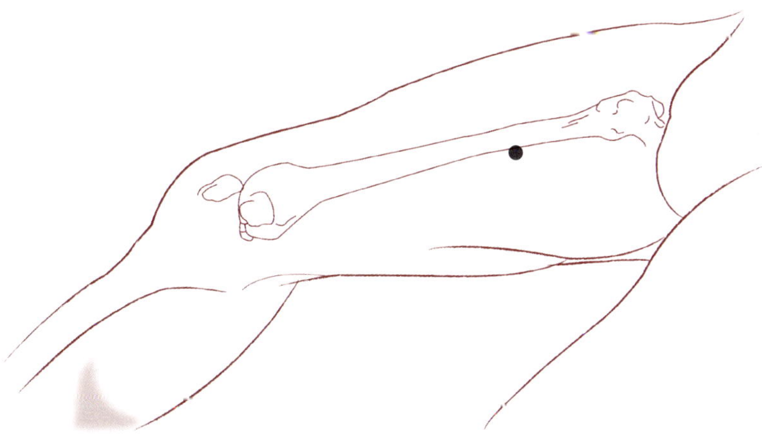

8.9 其黃穴

【부위】 明黃穴에서 직하直下로 3촌에 있다.

【주치】 황달, 간경화, 간염, 골격창대骨格脹大, 척추골막염, 간기능 불리로 인한 피로, 이명, 요산腰酸, 안혼眼昏, 안통眼痛, 간통肝痛, 소화불량, 백혈구증(특효)

【수기법】 1.5~2.5촌

【해설】 明黃-天黃-其黃穴은 장상학臟象學의 이론으로 보면, 간과 관련된 병증을 가장 효과적으로 주치한다. 下三皇穴과 비교하여 상부에 위치하므로 上三黃穴이라고 부르는데, 혈명에 '黃'이라는 의미는 여기의 3혈이 족태음비경에 위치하면서 황달과 같은 간병을 가장 효과적으로 치료할 수 있기 때문이다. 이렇게 족태음비경에 해당하는 上三黃穴에 자침하여 족태음간경을 다스리는 것이나, 족태음비경에 위치하는 下三皇穴에 자침하여 족소음신경을 다스리는 것 등을 보았을 때, 총론에서 서술하였듯이 동사께서는 비경脾經을 중용하여 비위지기脾胃之氣를 매우 중시하였던 것으로 추측할 수 있다.

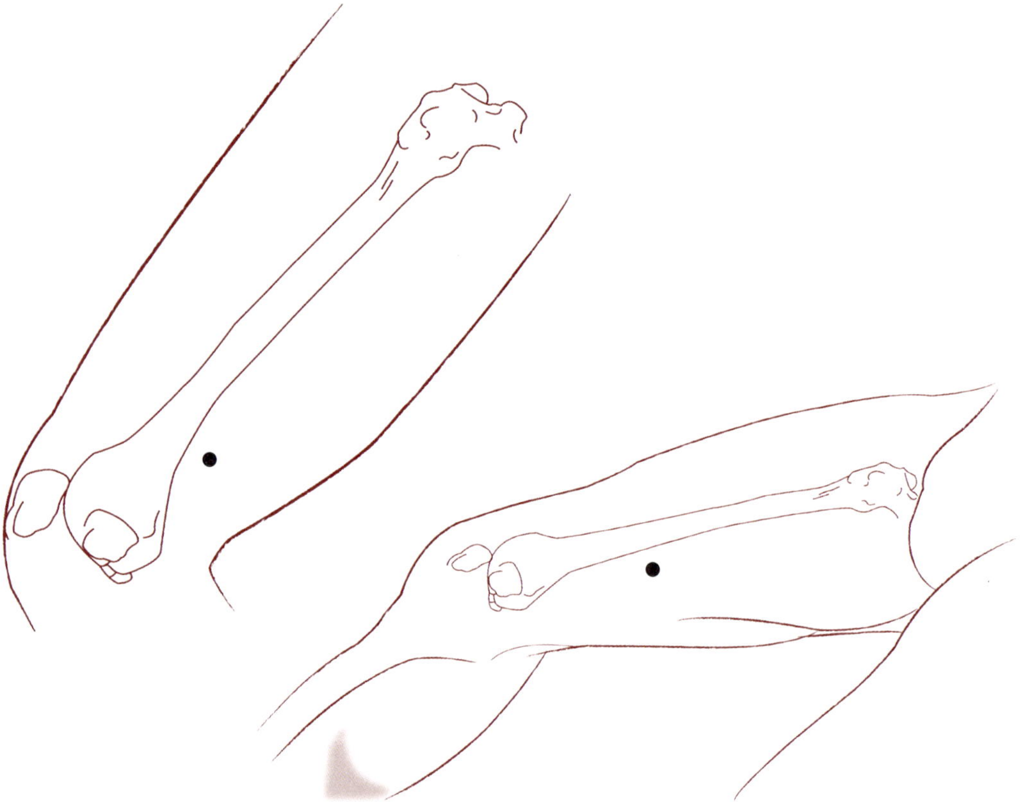

8.10 火枝穴

【부위】 其黃穴에서 상방上方으로 1.5촌에 있다.

【주치】 황담병黃膽病, 황담병의 두훈, 안화眼花와 배통背痛, 담염膽炎

【수기법】 1.5~2촌

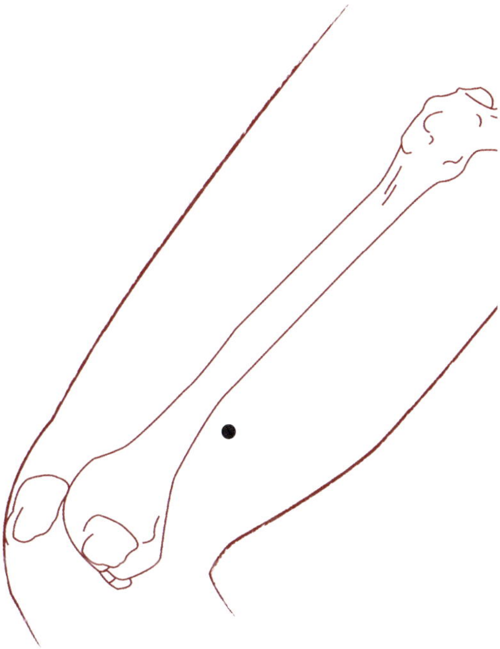

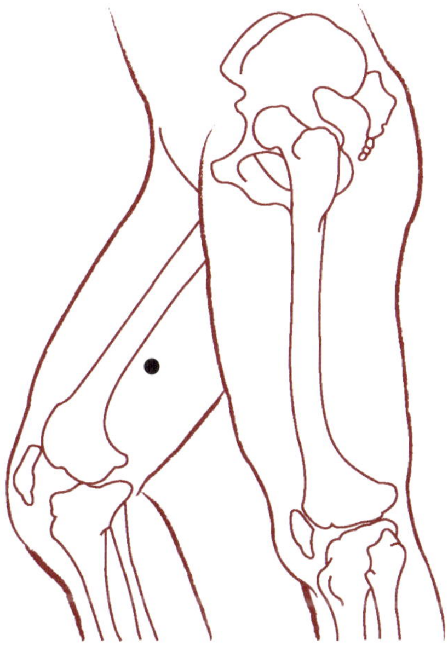

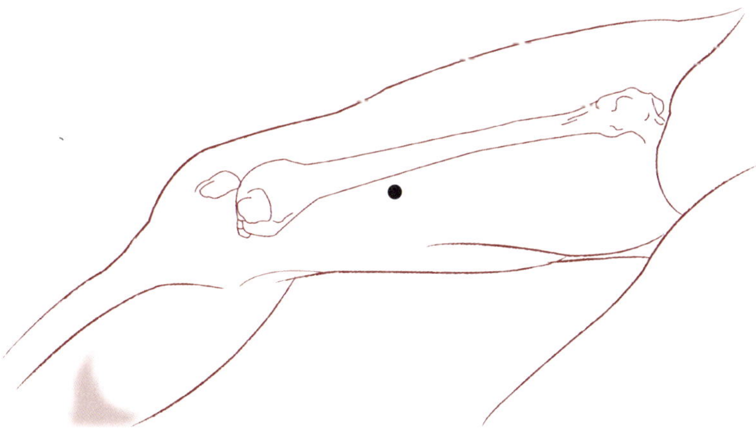

8.11 火全穴

【부위】 其黃穴에서 직하直下로 1.5촌에 있다.

【주치】 황담병黃膽病, 황담병의 두훈, 안화眼花와 배통背痛, 담염膽炎, 척추골통, 족근통

【수기법】 1.5~2촌

【해설】 火枝穴과 火全穴은 上三黃穴과 비교하여 그 사이와 아래에 위치하여 마치 간과 담이 연결되어 있는 것과 같은 형상을 이루고 있다. 그래서 其黃穴 등과 火枝穴, 火田穴을 배합하면 황달, 담낭염, 담석증을 치료한다.

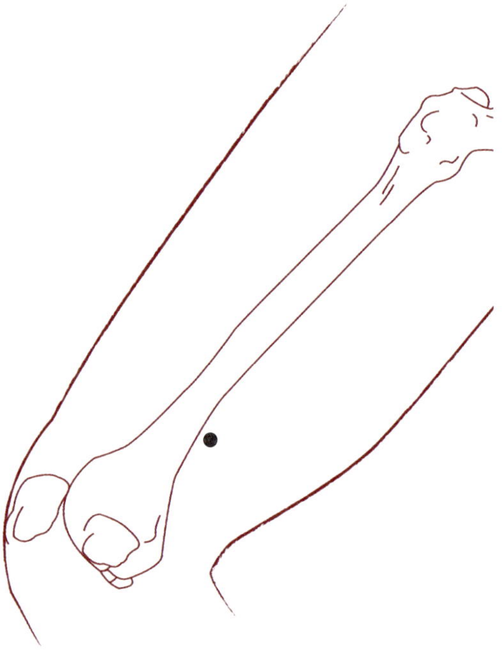

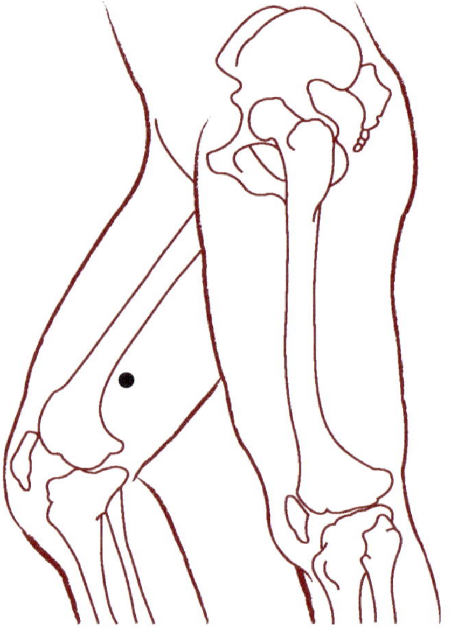

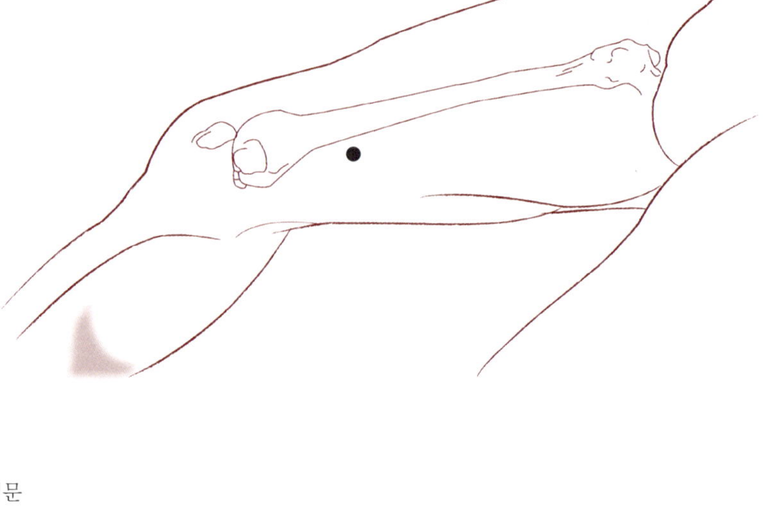

8.12 驅馬中穴

【부위】 직립하여 양손을 축 늘어뜨렸을 때 중지첨中指尖이 접촉하는 부위에서 전방으로 3촌이다.

【주치】 늑통肋痛, 배통背痛, 폐기능 불리로 인한 좌골신경통 및 요통, 폐약肺弱, 폐병, 흉부 타격 후에 유발되는 흉배통, 늑막염, 비염, 이롱, 이명, 안면신경마비, 안발홍眼發紅, 효천哮喘, 유방통(특효), 반신불수, 우피선牛皮癬, 피부병, 하지뉴상下肢扭傷

【수기법】 8푼~2.5촌

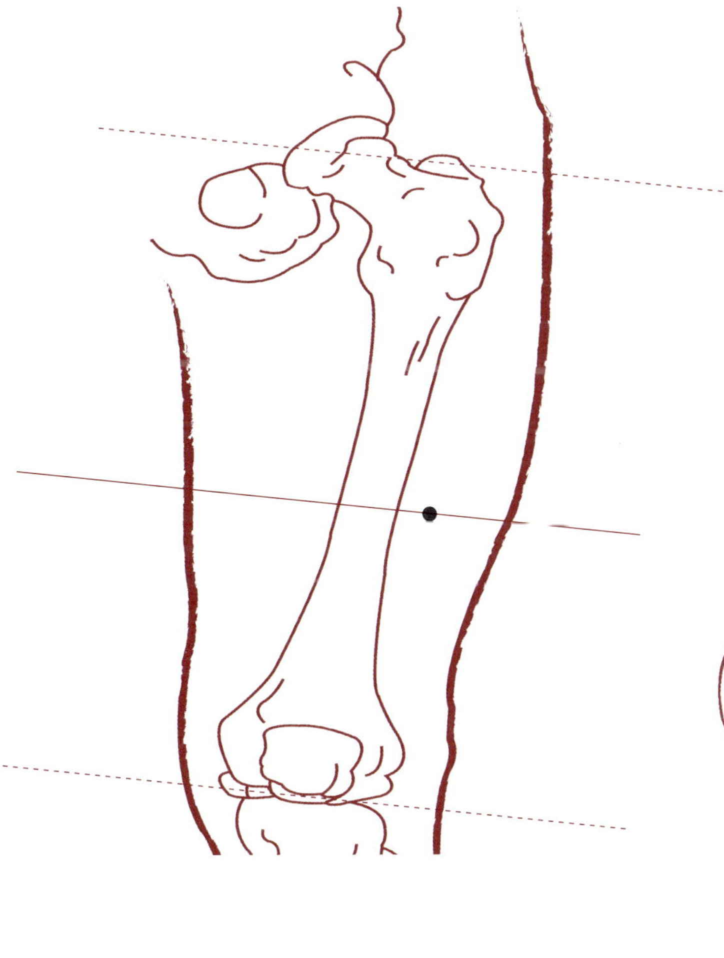

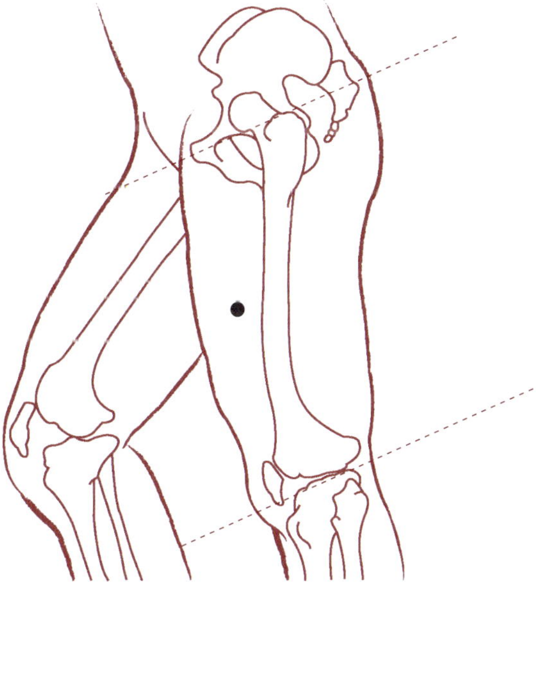

8.13 驅馬上穴

【부위】 驅馬中穴의 직상直上으로 2촌인 곳이다.

【주치】 늑통肋痛, 배통背痛, 폐기능 불리로 인한 좌골신경통 및 요통, 폐약肺弱, 폐병, 흉부 타격 후에 유발된 흉배통, 늑막염, 비염, 이롱, 이명, 안면신경마비, 안발홍眼發紅, 효천哮喘, 유방통(특효), 반신불수, 우피선牛皮癬, 피부병, 하지뉴상下肢扭傷

【수기법】 8푼~2.5촌

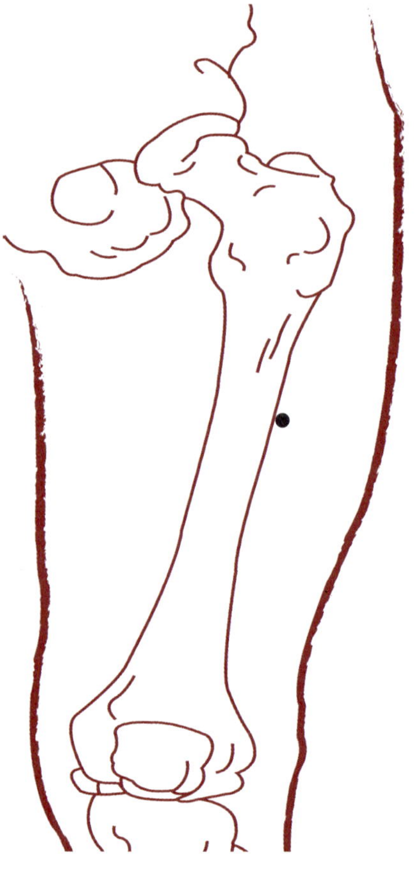

8.14 駟馬下穴

【부위】 駟馬中穴의 직하直下에서 2촌인 곳이다.

【주치】 늑통肋痛, 배통背痛, 폐기능 불리로 인한 좌골신경통 및 요통, 폐약肺弱, 폐병, 흉부 타격 후에 유발된 흉배통, 늑막염, 비염, 이롱, 이명, 안면신경마비, 안발홍眼發紅, 효천哮喘, 유방통(특효), 반신불수, 우피선牛皮癬, 피부병, 하지뉴상下肢扭傷

【수기법】 8푼~2.5촌

【해설】 駟馬上, 駟馬中, 駟馬下穴은 폐와 관련된 모든 증상을 주치하여 호흡기계 질환, 피부질환을 비롯하여 인체의 '金'기氣와 관련된 여러 병증을 치료한다. 또한 폐가 위치하고 있는 흉부와 협륵부脇肋部, 배부背部의 통증 등을 다스린다. 駟馬穴의 위치가 족양명위경과 족소양담경의 중앙에 위치하여 양명경이 주하는 전방부와 소양경이 주하는 측방부의 병증을 같이 치료할 수 있다. 그리고 늑통肋痛, 배통背痛, 좌골신경통의 치료에는 편측의 駟馬穴 3혈을 취혈하고, 그 외의 각 병증에는 양측 6혈을 취혈한다. 駟馬上, 駟馬中, 駟馬下穴은 슬개골膝蓋骨의 외상연外上緣의 연장선상에 있다. 대퇴부의 전방의 중앙선과 風市穴이 위치한 최측방 중심선의 중앙이 바로 駟馬中穴이다.

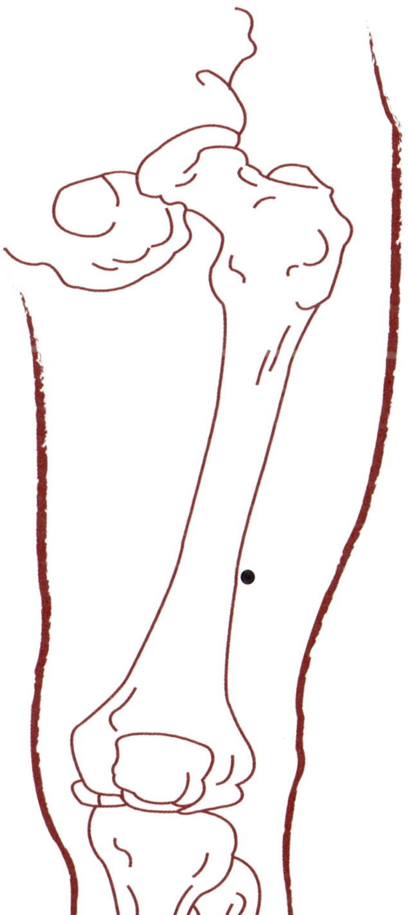

8.15 解穴

【부위】 슬개골膝蓋骨 외측상각上角에서 직상直上으로 1촌에서 내측으로 3푼이며, 슬관절을 신전위伸展位로 취하고 비골상연髀骨上緣의 중점에서 직상으로 2촌인 곳으로 고직기股直肌와 복외측기腹外側肌의 사이다.

【주치】 자침 후에 발생하는 기혈착란氣血錯亂, 혈불귀경血不歸經, 자침처의 기포起包와 동통, 양방주사 치료 이후에 발생한 동통, 질타손상跌打損傷, 정신자극으로 인한 동통, 과로로 가중되는 동통

【수기법】 3~5푼

【해설】 手解穴과 마찬가지로 훈침暈鍼에 의한 이상증상을 치료하며, 이 외에도 타박상으로 인한 여러 증상에도 활용할 수 있다. 그래서 교통사고 후유증에도 탁월한 효능을 보인다. 자침 이후에 완만히 염전시키고 통증이 소실되면 바로 발침하거나 유침하는데, 시간은 8분을 넘기지 않는다.

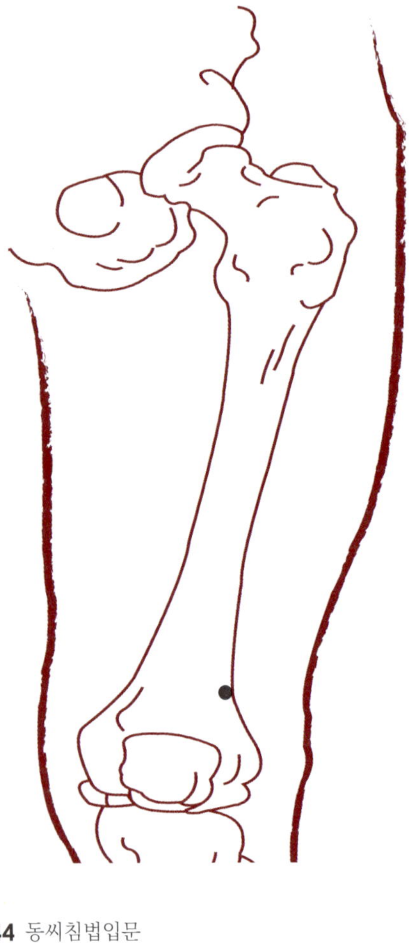

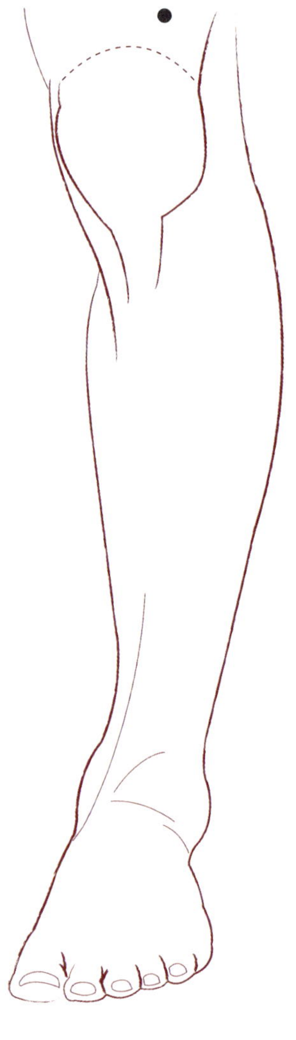

9. 九九部位

9.1 耳背穴

【부위】 이륜耳輪 외연外緣의 상단, 중앙, 하단이다.

【주치】 곽란癨亂, 편두통, 감모, 편도선염

【수기법】 삼릉침으로 점자출혈한다. 한 번에 2혈을 치료할 수 있다.

【해설】 여기에서 耳背穴은 하나의 기혈만을 지칭하는 것이 아니라 이배부耳背部에 있는 청근青筋이나 비정상적인 세락細絡의 주위를 의미하여 점자사혈을 할 수 있는 부위를 총칭한다. 귀 끝에 있는 耳尖*에서부터 그림에 나와 있는 이배부의 모든 청근과 세락이 치료의 목표점이 된다. 일반적으로 소양경은 귀에 도달하며 '風'을 주主하고, 태양경도 귀에 도달하며 '表'를 주한다. 이배부耳背部의 혈위에 대한 사혈은 풍증風症(감모, 피부소양, 눈병)을 치료하는 데 매우 효과적이다. 또한 귀는 연골조직으로 구성되어 있는데, 여기에 비정상적인 혈관이 관찰된다는 의미, 즉 이배부에 보이는 청근青筋은 두부頭部와 경항부頸項部의 기혈순환이 문란하고 긴장이 심한 경우에 뚜렷하게 관찰된다. 점자사혈을 시행하면 신속하게 두통, 낙침落枕이나 항강증項强症을 해소할 수 있다.

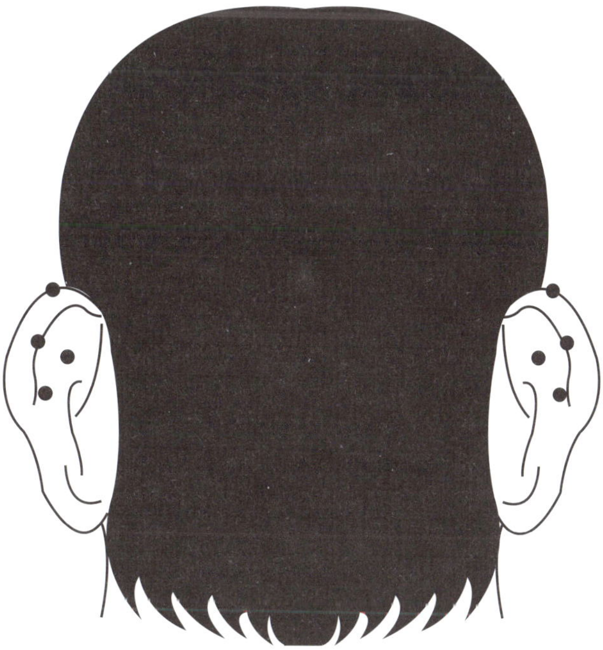

* 耳尖穴은 특히 해열의 효능이 높다.

10. 十十部位

10.1 正會穴

【부위】 두정頭頂의 정중앙이며, 두부頭部의 정중선과 耳尖을 이은 가상선의 교차점에서 취혈한다.

【주치】 사지전두四肢顫抖, 각종 풍증, 신체허약, 소아경풍, 구안와사, 반신불수, 신경실령神經失靈, 중풍불어中風不語

【수기법】 자침심도 1~3푼, 후방으로 연沿하여 횡자橫刺하는 것이 좋고 삼릉침으로 점자방혈해도 된다.

【해설】 正會穴은 독맥의 百會穴에 해당한다. 상술한 증상을 치료하는 경우에 前會穴이나 後會穴과 도마침법으로 활용하면 더욱 효과적이다.

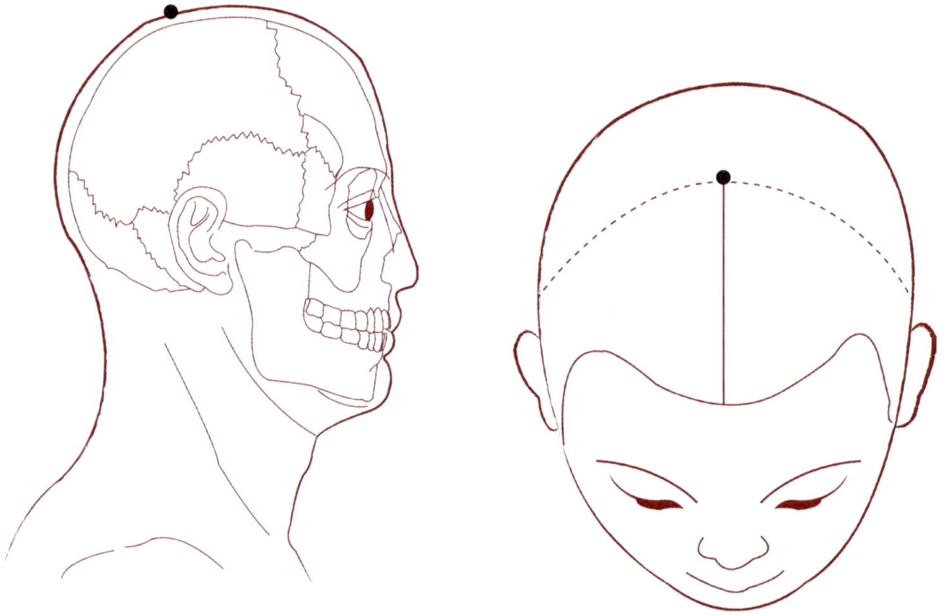

10.2 前會穴

【부위】 正會穴에서 전방으로 1.5촌인 곳이다.

【주치】 두혼頭昏, 안화眼花, 뇌창腦脹, 신경쇠약

【수기법】 1~3푼. 前會穴을 활용하면 인사불성의 환자를 회복시키는 효능이 있다.

【해설】 前會穴의 위치는 독맥의 前頂穴에 해당하며 일반적으로 後會穴·正會穴과 도마침법을 형성하여 병용한다.

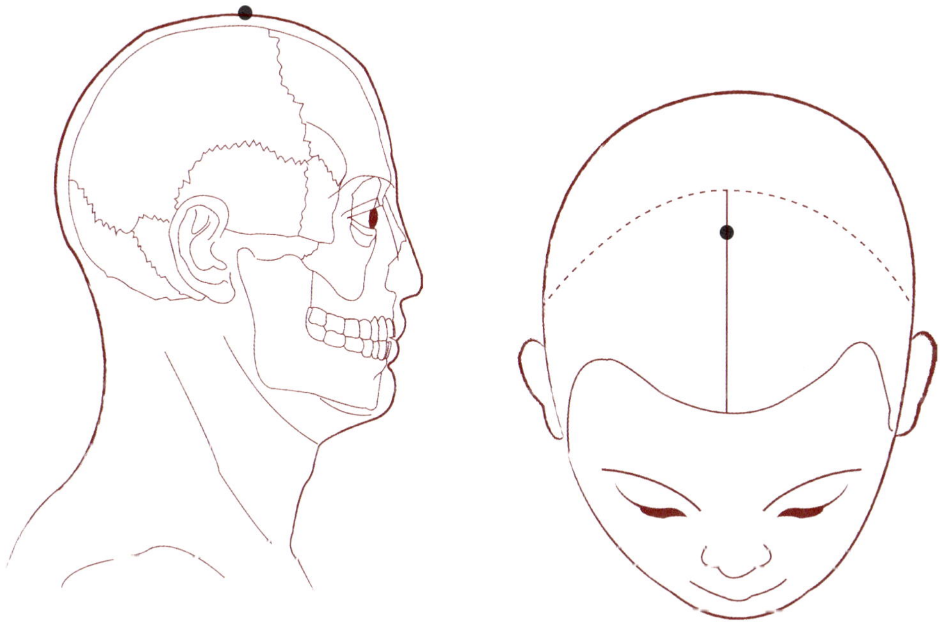

10.3 後會穴

【부위】 正會穴에서 직후直後로 1.6촌인 곳이다.

【주치】 골결핵骨結核, 두통(경도), 두훈, 척추골통(천추薦椎2~4번까지 가장 효과적임), 뇌충혈腦充血, 중풍불어中風不語, 반신불수, 신경마비

【수기법】 1~3푼

【해설】 後會穴의 위치는 독맥의 後頂穴에 해당한다. 일반적으로 正會穴과 도마침법으로 같이 쓰며, 총론 부분에서 상술한 두저대응법頭骶對應法에 입각하여 미추동통의 치료에 특효혈이다. 또한 정회혈과 후회혈을 통하여 항문하수를 치료하는 경우에도 좋은 효능을 보인다.

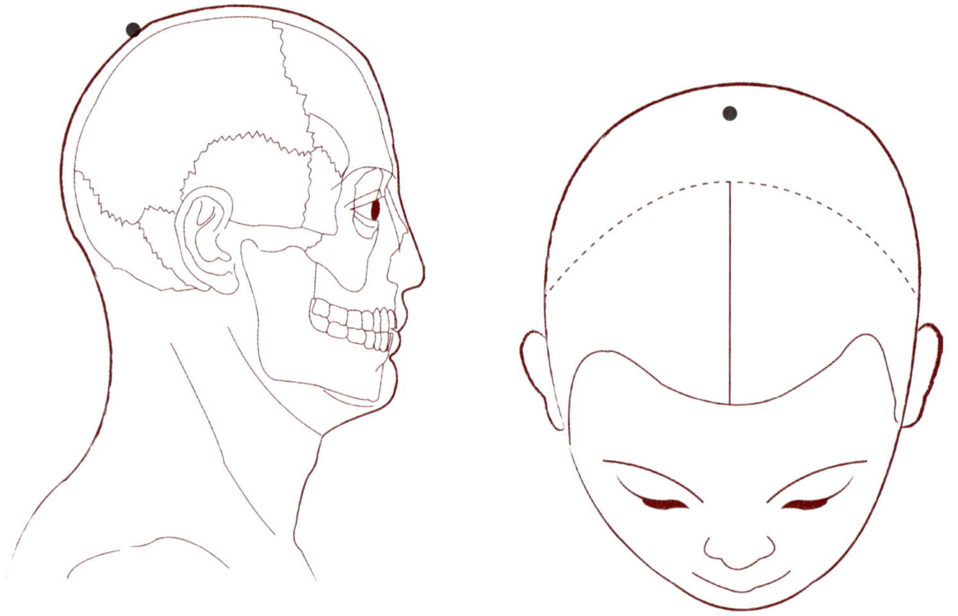

10.4 鎭靜穴

【부위】 양미두兩眉頭 사이의 정중앙에서 상방上方으로 3푼인 곳이다.

【주치】 신경착란, 사지발두四肢發抖, 양퇴산연兩腿酸軟, 사지신경마비, 실면失眠, 소아몽경小兒夢驚

【수기법】 1～2푼, 상방上方에서 하방下方으로 피하침皮下鍼

【해설】 鎭靜穴은 正會穴과 같이 쓰면 효과가 더욱 좋다. 본혈의 위치는 印堂穴에 해당한다. 자침방향은 입을 향하는 피하침의 방식이 적당하며, 때로는 점자사혈을 시도할 수도 있다.

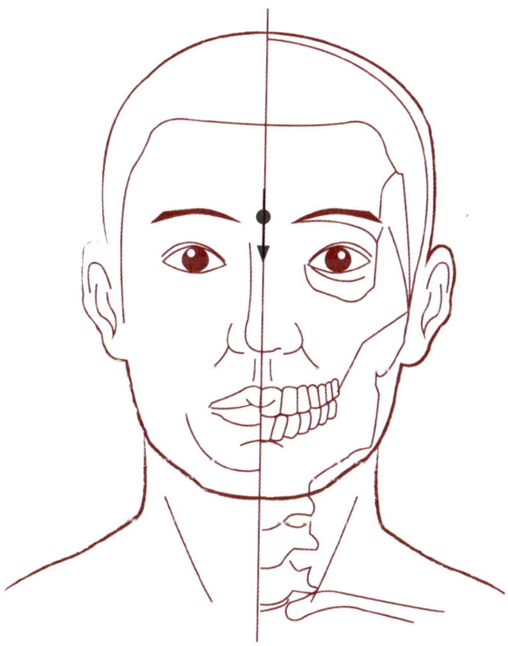

10.5 馬金水穴

【부위】 외안각外眼角 직하直下의 권골하연顴骨下緣에 있는 오목한 곳이다.

【주치】 신장결석, 섬요차기閃腰岔氣(호흡 시 감각통초感覺痛楚), 신장염, 비염

【수기법】 1～3푼

【해설】 馬金水穴은 소장경의 顴髎穴에 해당한다. 본혈에 자침한 후에 즉시 통증이 해소된다면 취혈이 정확한 경우이지만, 발침 후에 출혈이 보이면 취혈이 부정확한 것이다. 그런데 동사께서 임상활동을 주로 하신 곳은 대만 지역이기 때문에, 국내 환자들의 안면과는 다소 차이를 보이는 것을 감안하여 취혈할 필요가 있다. 이 부위를 압박하면 환자가 매우 심하게 통증을 느끼거나 과민한 예도 있는데, 이러한 경우에는 거의 신장에 결석이 있다.

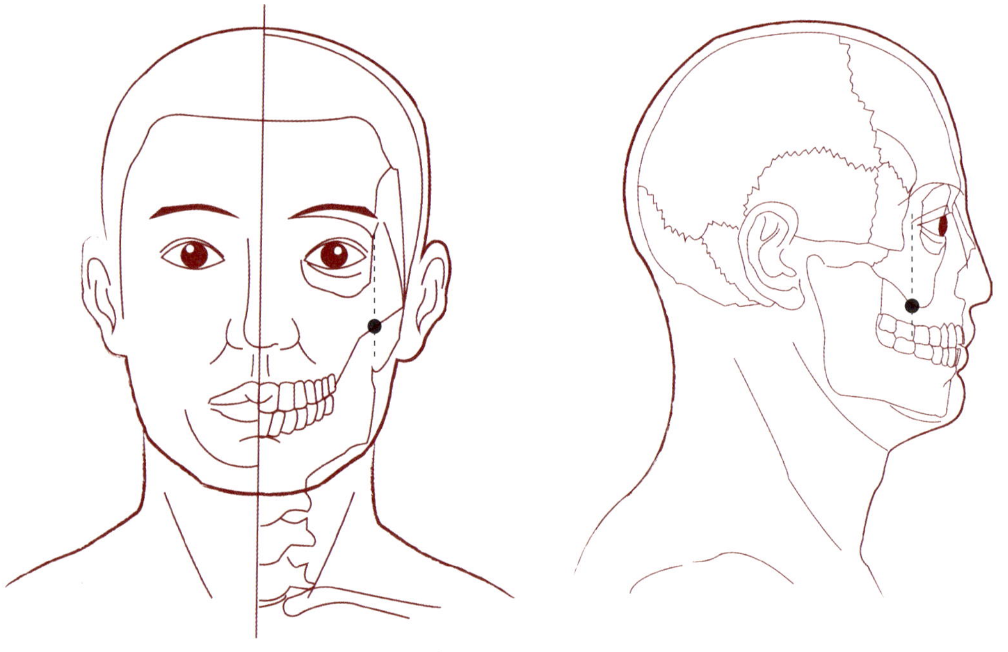

10.6 馬快水穴

【부위】 馬金水穴에서 직하直下로 4푼에 있고 비하단鼻下端과 평행선상에서 취혈한다. 관골함돌顴骨頜突의 후하연後下緣 후방에 있는 교기咬肌의 기시부 권기중顴肌中에 위치한다.

【주치】 방광결석, 방광염, 소변빈삭, 요척추골통, 비염

【수기법】 1~3푼

【해설】 馬快水穴은 馬金水穴에서 하방 4분이다. 두 혈을 도마침법으로 병용하면 신장결석과 방광결석에 특효를 보인다.

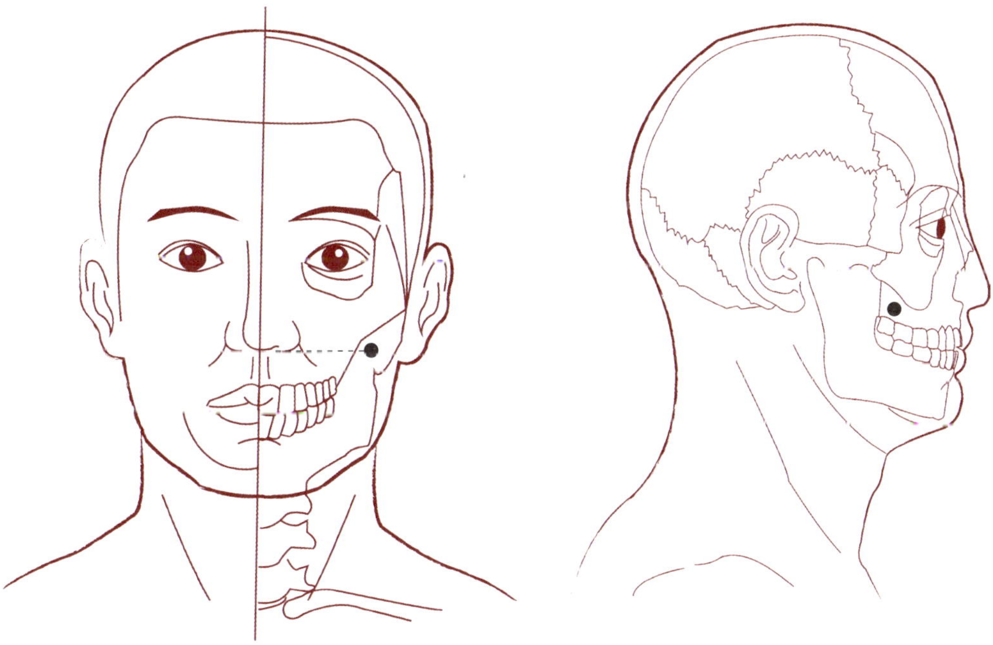

10.7 六快穴

【부위】 人中穴에서 바깥쪽으로 1.4촌인 곳이다.

【주치】 요도결석, 방광결석, 요도염, 석림石淋

【수기법】 1~3푼

【해설】 馬快水穴과 같이 써서 요도결석을 치료한다. 六快穴은 음경통, 귀두장홍점龜頭長紅點의 치료에 효과가 있다.

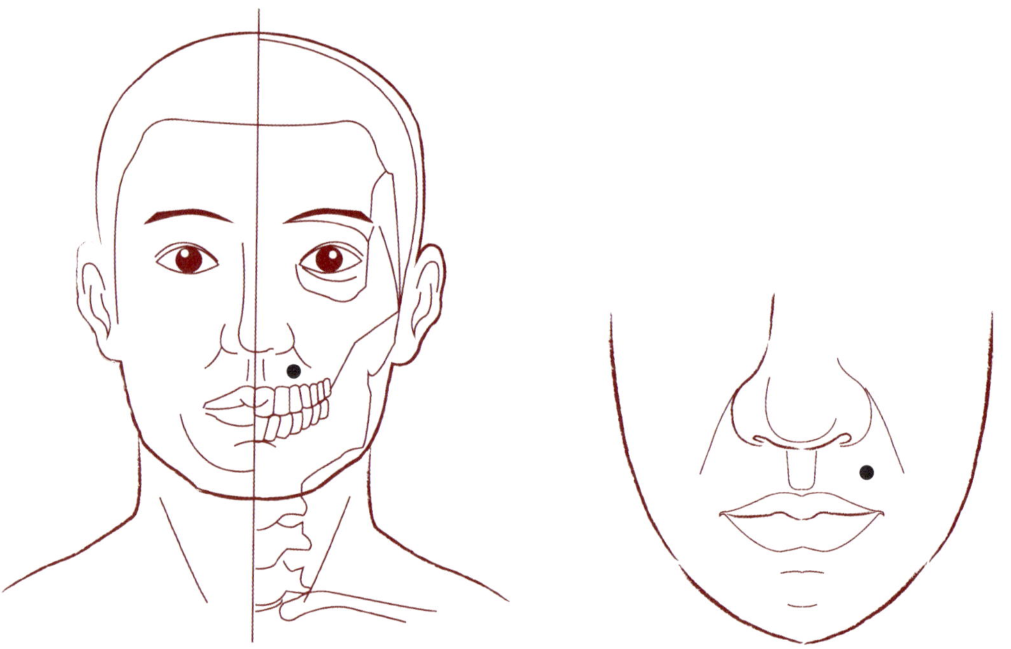

10.8 七快穴

【부위】 구각口角의 외측으로 5푼인 곳이다.

【주치】 안면마비, 폐허약, 요도결석, 방광결석

【수기법】 구각口角의 바깥쪽으로 5푼~1.5촌을 사자斜刺한다.

【해설】 우측 안검마비眼瞼麻痺에는 좌측을 취혈하고, 좌측 안검마비에는 우측을 취혈한다. 七快穴의 위치는 위경의 地倉穴과 거의 일치한다. 한편 馬金水穴은 가장 위에 위치하여 비뇨기계에서 가장 위에 위치한 신장을 주主하고 馬快水穴은 방광을 주하며, 六快穴은 요도나 요로尿路를 주主하고 七快穴은 음경이나 귀두의 병증을 주한다. 이것은 동사께서 이 4혈을 통하여 비뇨기계의 염증과 통증을 어떻게 인식하고 있는지를 잘 보여주는 실례이다.

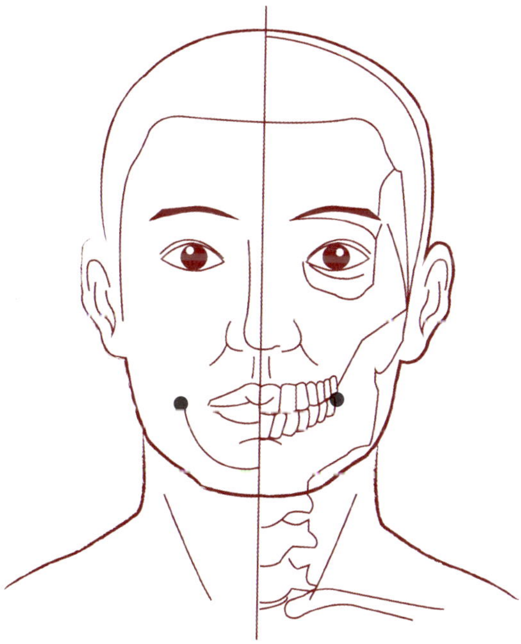

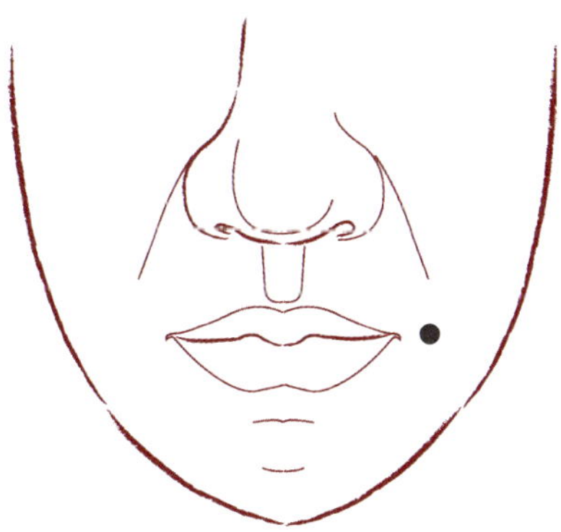

10.9 木枝穴

【부위】 馬金水穴에서 비스듬히 외상방外上方으로 1촌이며 권골顴骨의 외측에서 취혈한다.

【주치】 간허肝虛, 담허膽虛, 담결석, 소아야곡小兒夜哭

【수기법】 1～3푼

【해설】 본혈의 위치는 위경의 下關穴과 일치한다. 본혈의 혈명을 보면 '木'은 간이고 '木枝'는 담을 상징하므로, 각종 담병을 치료하며 특히 담결석에 확실한 효과가 있다. 또한 양허陽虛나 심담허겁心膽虛怯으로 인한 노인성 진전振顫 등에 특별한 효과를 보인다.

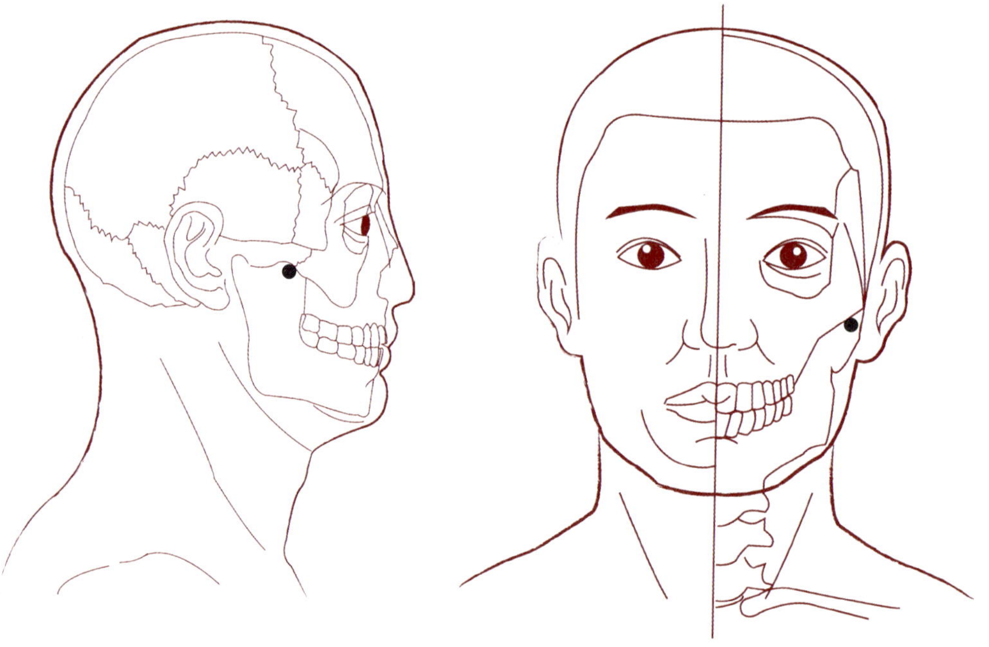

10.10 水通穴

【부위】 취각嘴角(구각口角)의 하방下方 4푼인 곳이다.

【주치】 신장성 풍습병, 신장기능의 불리로 인한 피로, 두훈, 안화眼花, 신허腎虛, 신휴腎虧, 요통, 섬요차기閃腰岔氣

【수기법】 내측에서 외측으로 사자斜刺하며, 심도는 1~5푼이다.

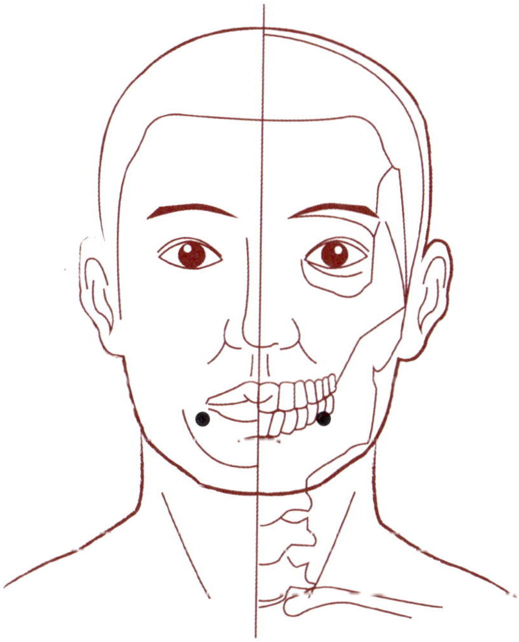

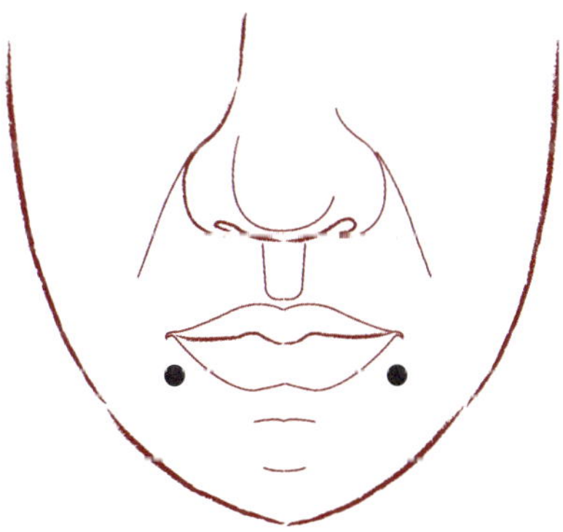

10.11 水金穴

【부위】 水通穴의 5푼인데, 水通穴을 기준으로 구순口唇과 평행하게 내측으로 5푼이다.

【주치】 신장성 풍습병, 신장기능 불리로 인한 피로, 두훈, 안화眼花, 신허腎虛, 신휴腎虧, 요통, 섬요차기閃腰岔氣

【해설】 水通, 水金穴은 혈명에서 볼 수 있듯이 '水'는 신장병을 주치한다는 의미이며, '金'은 폐계질환(인후염이나 기관지염, 폐렴)을 치료한다는 의미다. 원칙적인 취혈방법은 상기하였듯이 水通穴은 구각口角 아래로 5푼이고, 水金穴은 水通穴을 기준으로 구순口唇과 평행하게 내측으로 5푼이다. 하지만 해당 혈위의 주치하는 병증에는 본혈들의 주위에 청남색의 청근青筋이나 세락細絡, 혈락血絡이 출현하는 곳을 취혈하면 효과가 더욱 좋다.

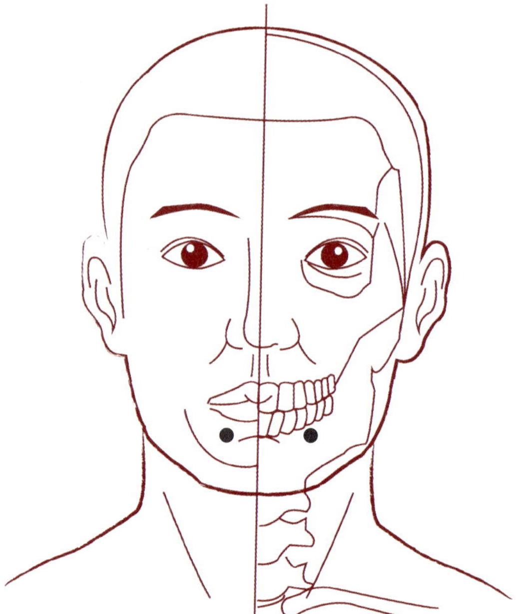

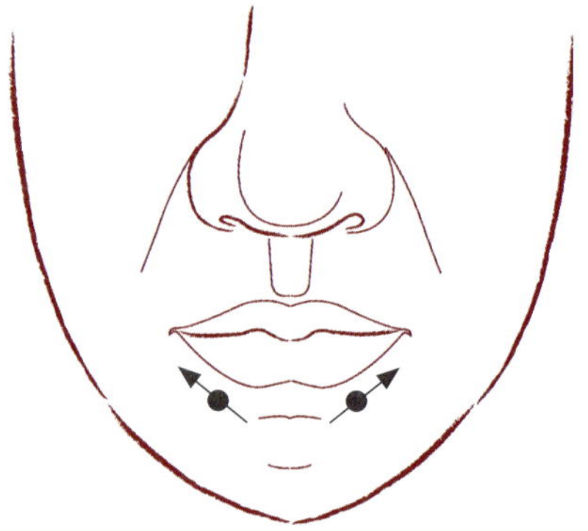

10.12 鼻翼穴

【부위】 비익鼻翼 상단의 구함중溝陷中이다.

【주치】 미릉골통, 두혼면화頭昏眼花, 신휴腎虧로 인한 각종 신경통, 반신불수, 사지골통, 안면마비, 설통舌痛, 설경舌硬, 설긴舌緊, 편두통, 후통喉痛

【수기법】 1~2푼

【해설】 코는 인체의 척추와 대응된다. 또한 비익구鼻翼溝의 아래에 있는 콧망울은 인체의 허리 아래나 골반과 대응된다. 장시간 앉아 있는 자세를 취한 이후에 요통, 좌골신경통이 발생한 경우에 적당하며, 특히 심한 피로와 동반된 각종 통증의 경우에는 鼻翼穴과 배합하면 좋은 치료효과를 보인다.

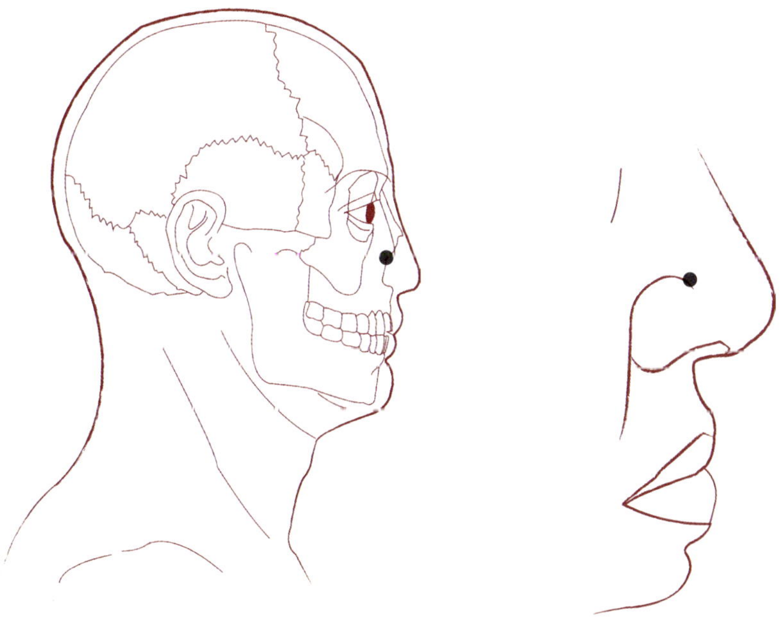

11. 後背部位

11.1 五嶺穴

【부위】 오도혈선五道穴線을 포괄하여 제1도혈선은 대추골大椎骨 아래 제2절(제1흉추 아래)의 江口穴에서 시작해서 1절마다 1혈씩 순서대로 火曲穴, 火雲穴, 火長穴, 火明穴, 火校穴, 火門穴, 土月穴, 土洩穴 그리고 제10흉추 아래의 土克穴에서 끝나며 모두 10혈이다.

제2도혈선(좌우 2선)은 江口穴에서 좌우 4횡지橫指의 金北穴에서 시작해서 하방下方으로 1촌마다 1혈씩 순서대로 金斗穴, 金吉穴, 金陵穴, 火金穴, 木東穴, 木杜穴 그리고 木梅穴에서 끝나며 모두 8혈이다.

제3도혈선(좌우 2선)은 제2선에서 외측으로 4횡지의 金枝穴에서 시작해서 金精穴, 金神穴, 木原穴, 木太穴, 木菊穴 그리고 木松穴에서 끝나며 모두 7혈이고 혈 사이의 거리는 약 1촌이다.

【주치】 고혈압, 중감모重感冒, 발고소發高燒, 발랭發冷, 돌연히 발생하는 간헐적인 두훈, 두통, 고혈압으로 유발된 수족마비, 반신불수, 음곽란陰霍亂, 양곽란陽霍亂, 구토와 각종 사증痧症, 혈관경화로 인한 요통, 간곽란肝霍亂, 음양곽란陰陽霍亂, 급성위통

【수기법】 삼릉침으로 점자출혈한다.

【주의】 자침 부위는 먼저 알코올로 철저히 소독해야 하며 수지手指나 침병鍼柄으로 혈위를 안압按壓한 이후에 자침한다.

【해설】 五嶺穴이란 혈명은 혈위가 오행五行의 배열에 따라 형성되었고, 그 위치가 신체에서 비교적 높은 배척背脊이기 때문에 명명되었다. 五嶺穴의 제1도혈선은 척추선으로 제1추椎에서 시작하여 1추마다 아래에 1혈씩 모두 10혈이다. 제2혈도선은 제1추 양쪽 3촌에서 시작하여 1추 아래마다 1혈씩 모두 8혈이다. 제3도혈선은 제1추 양쪽 6촌에서 시작하여 1촌 아래마다 1혈씩 모두 7혈이다. 상술한 각 기혈들은 제1혈도선만 척추에 지나므로 1선이고 제2·3도혈선은 좌우의 대칭배열이므로 각각 2선씩 배열된다. 따라서 총합 40혈이다. 五嶺穴의 제1도혈선은 독맥과 중복되고, 제2도혈선은 방광경과 중복된다. 치료에는 40혈을 모두 자침할 필요는 없다. 상술한 각 병증의 병인과 증상과 관련된 장부臟腑를 위에서 서술한 관련 장부의 해부학적인 관점이나 혈명,

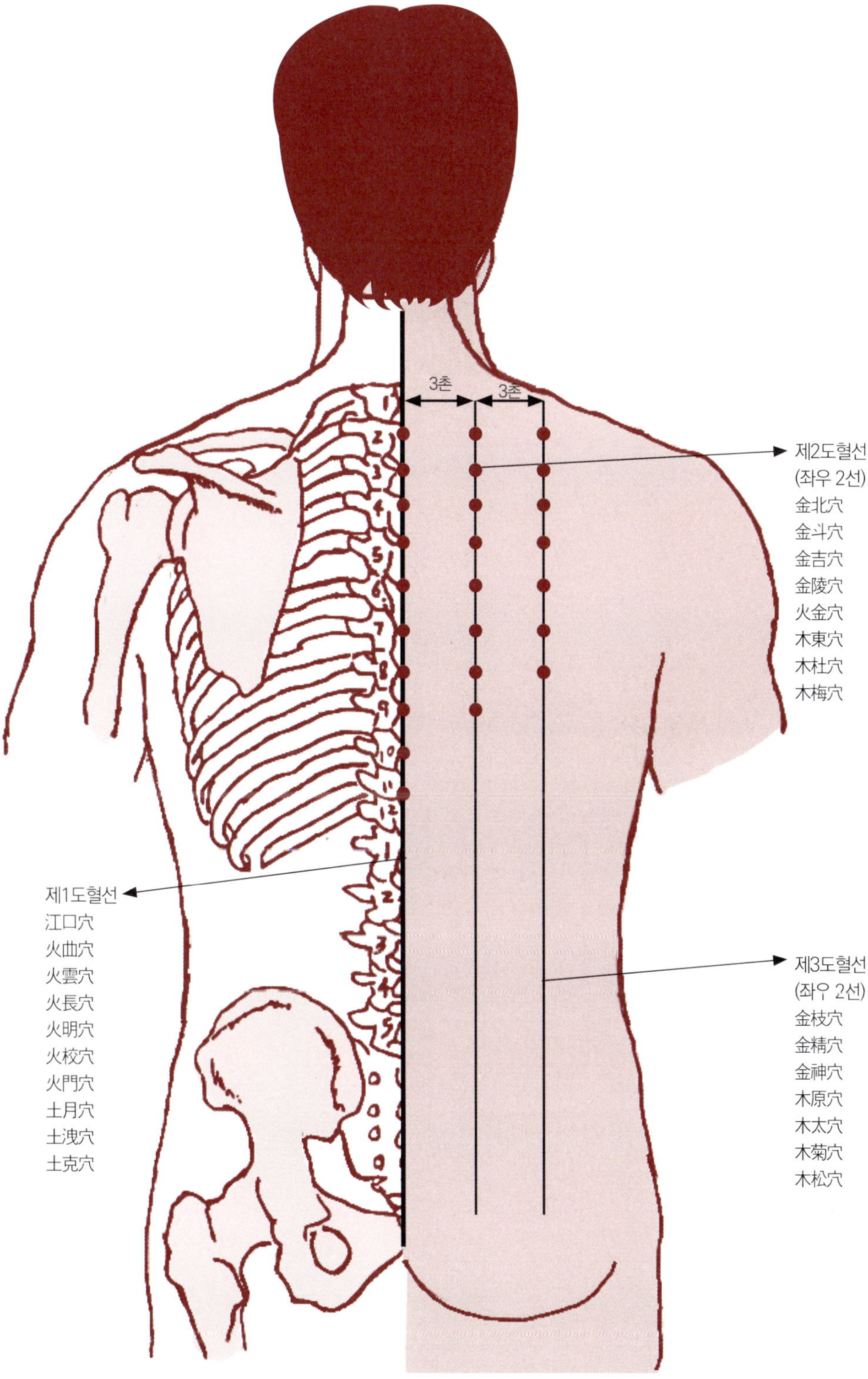
3촌
3촌
제2도혈선
(좌우 2선)
金北穴
金斗穴
金吉穴
金陵穴
火金穴
木東穴
木杜穴
木梅穴
제1도혈선
江口穴
火曲穴
火雲穴
火長穴
火明穴
火校穴
火門穴
土月穴
土洩穴
土克穴
제3도혈선
(좌우 2선)
金枝穴
金精穴
金神穴
木原穴
木太穴
木菊穴
木松穴

신경 등을 구분하여 자침하면 된다. 공통된 사항은 바로 점자사혈이 위주라는 점이다. 대개 날씨가 맑으면 삼릉침이나 주사바늘로 방혈이 가능하지만, 날씨가 흐려서 방혈이 쉽지 않으면 작은 부항으로 습식부항을 시도해도 무방하다.

五嶺穴의 조합은 40혈을 포괄하고 있다. 각 기혈들은 각각 오행五行의 속성으로 명명된다. 혈명에서 '土'는 비장에 작용하는 것, '火'는 심장에 작용하는 것, '金'은 폐에 작용하는 것, '木'은 간에 작용하는 것을 의미한다. 제1선행과 독맥은 일치하여 상위 7혈은 火에 속하며 하위 3혈은 土에 속한다. 제2선행과 방광경의 외행선은 일치하여 상위 5혈은 金에 속하며 하위 3혈은 木에 속한다. 제3선행은 독맥과 외측으로 6촌의 거리에 위치하여 상위 6혈은 金에 속하고 하위 4혈은 木에 속한다. 五嶺穴을 활용할 때에는 오행의 속성과 작용에 근거하여 자침하거나 점자사혈하여 소량의 흑혈黑血을 방혈한다.

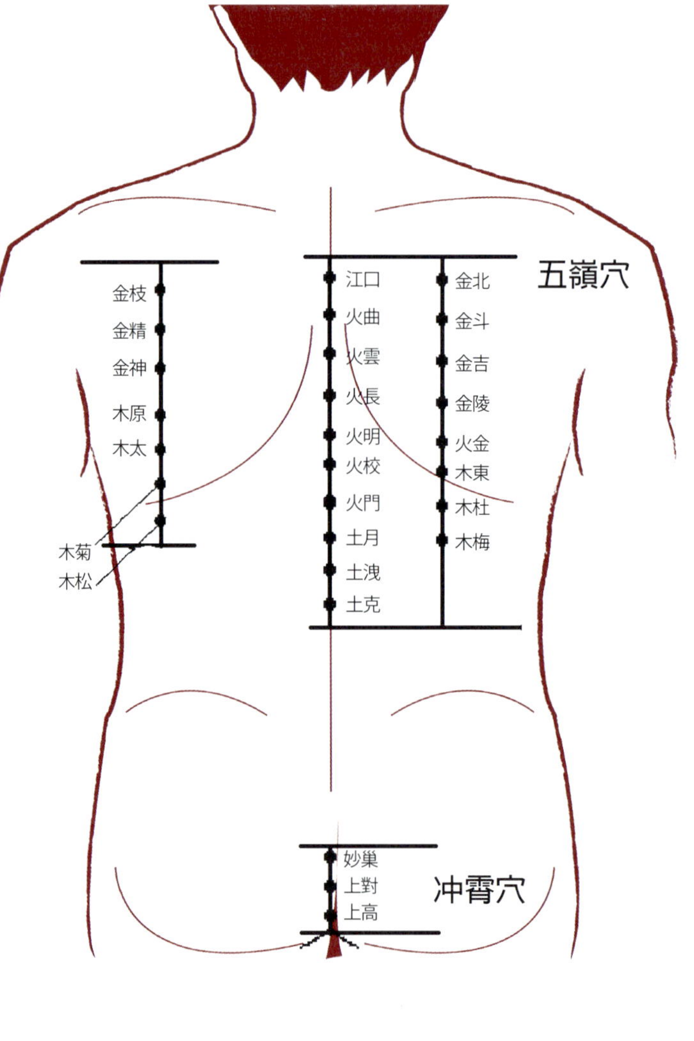

11.2 三金穴

【부위】 제2·3·4흉추의 하방下方으로 양측 3촌에 있는 金斗穴, 金吉穴, 金陵穴의 3혈이다(양측 공히 6혈이다).

【주치】 슬개통膝蓋痛

【수기법】 삼릉침으로 점자출혈한다. 환측을 취혈하여 좌측 통증은 좌측 혈을 취혈하고, 우측 혈은 우측 혈을 취혈한다. 양각통兩脚痛의 경우에만 양측을 취혈한다.

【해설】 金斗穴, 金吉穴, 金陵穴의 3혈은 제3·4·5흉추의 양쪽 3촌인 곳이다. 방광경의 魄戶穴, 膏肓穴, 神堂穴과 일치하며 점자로 소량을 출혈시켜 슬관절 동통을 치료하는 데 확실한 효과가 있다. 대개 여기 견갑간부肩胛間部의 능형근과 승모근의 긴장은 양측 흉부와 상지가 앞으로 모여 있는 것 같은 특이한 자세를 자주 관찰할 수 있다. 대개 이러한 자세로 보행이 반복되면 환자의 체중이 무릎에 심하게 부담을 주어 슬관절의 손상이 쉽게 발생할 수 있다. 이러한 자세의 환자들은 슬관절통을 호소하는 경우가 대다수이니, 동씨침법에서 바라본 인체를 이해하고 해석하는 방식은 참으로 깊고 다양하다는 것을 알 수 있다.

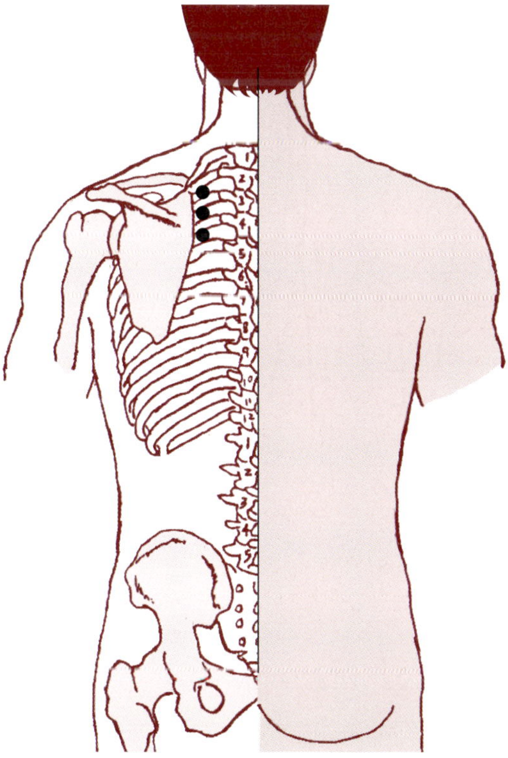

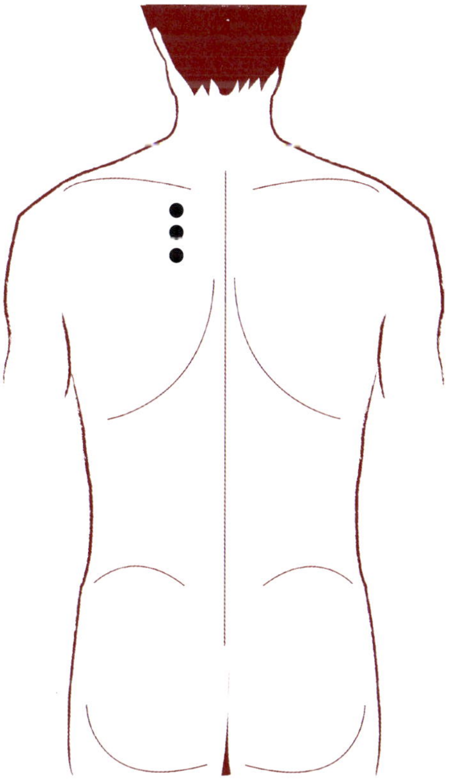

11.3 精枝穴

【부위】 제1·2흉추의 양쪽 6촌에 있는 金精穴, 金枝穴의 2혈이다(양쪽 모두 4혈이다).

【주치】 소퇴발창小腿發脹, 소퇴통

【수기법】 삼릉침으로 점자출혈한다.

【해설】 精枝穴은 金精穴, 金枝穴 2혈로 제2·3흉추에서 양쪽 6촌인 곳이다. 점자사혈하여 소퇴산통小腿酸痛을 치료하는데, 효과가 매우 신속하게 나타난다.

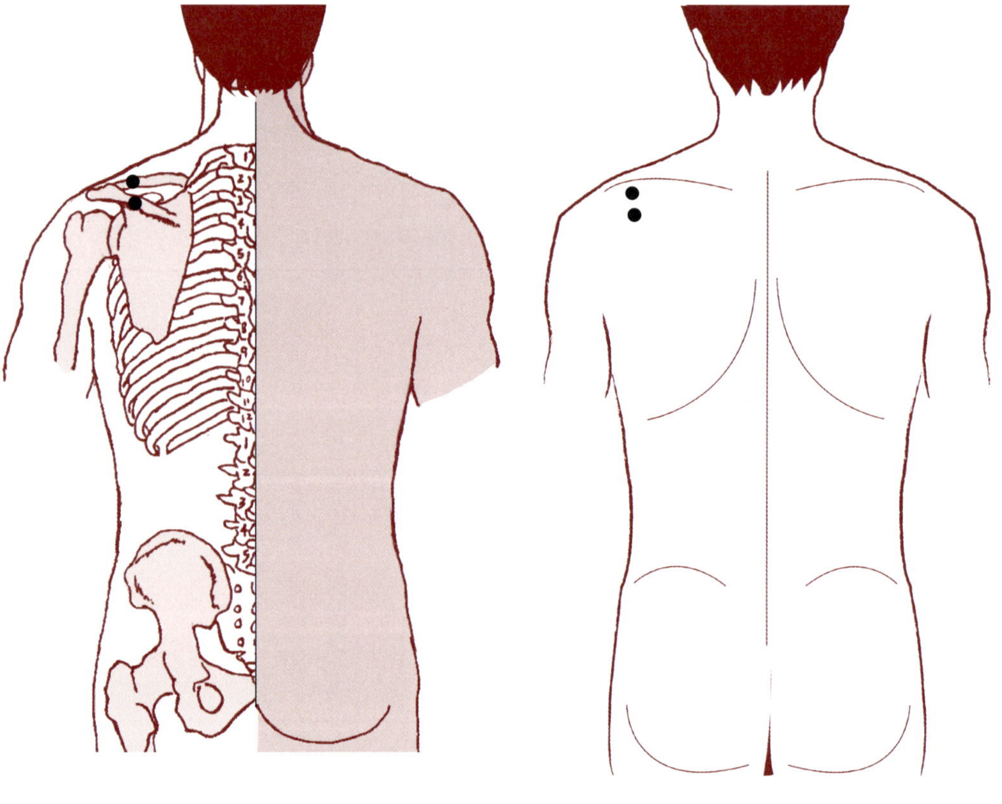

11.4 冲霄穴

【부위】 제3천추 하방下方에 있는 妙巢穴과 제4천추 하방에 있는 上對穴, 그 하방 1촌에 있는 上高穴까지 총 3혈이다.

【주치】 소뇌통, 소뇌발창小腦發脹, 항골정중창통項骨正中脹痛

【수기법】 삼릉침으로 점자출혈한다.

【해설】 冲霄穴은 상술한 증상과 후두통의 치료에 확실한 효과가 있다. 이는 正會穴과 後會穴이 미추동통의 치료에 특효혈인 것과 정반대로 이해할 수 있으니, 천골의 冲霄穴을 통해서 후두부를 안정시킬 수 있다는 두저대응법頭骶對應法에 해당한다. 근래 유행하고 있는 척추치료기법인 SOT와 관련성이 높다.

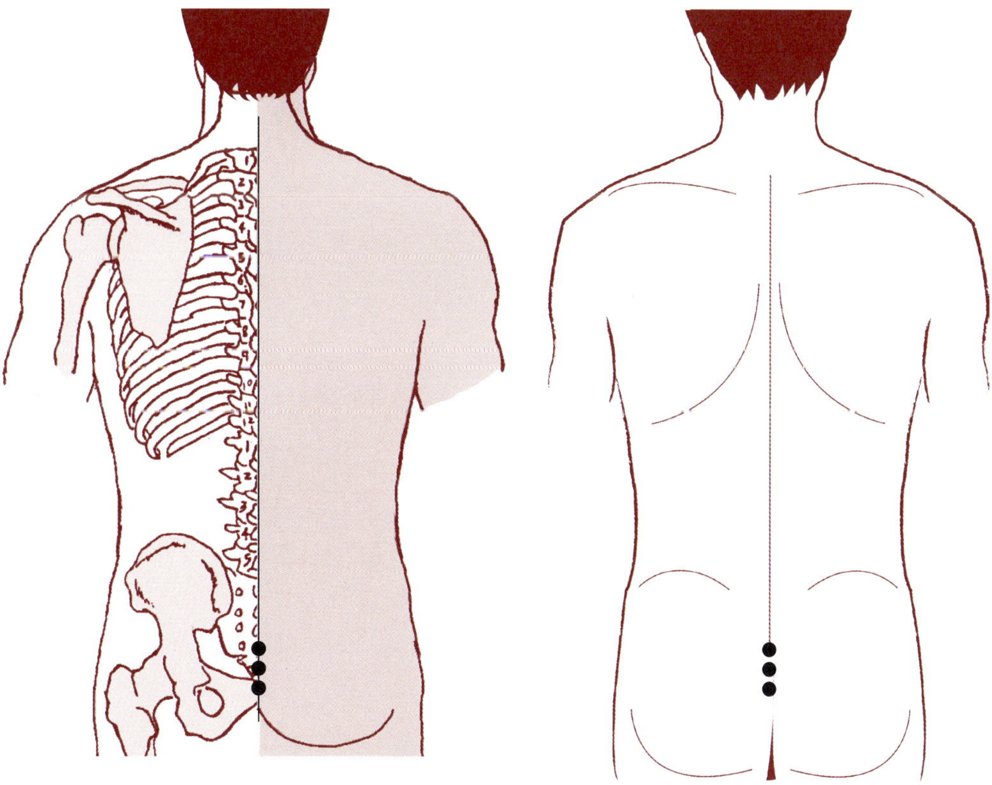

12. 前胸部位

12.1 喉蛾九穴

【부위】 결후結喉부위에서 직상直上으로 1촌이고 직하直下로 1.5촌인 곳인데, 각각의 양측 1.5촌인 곳으로 공히 9혈이다.

【주치】 후아喉蛾, 후통喉痛, 갑상선염, 호흡곤란, 효천哮喘

【수기법】 삼릉침으로 점자출혈한다.

【해설】 자침 시에 반드시 혈위의 피부를 융기시켜서 근육이나 연골의 손상을 방지해야 한다. 喉蛾九穴은 후아喉蛾(백후白喉)를 치료하는 9개의 혈로 구성되어 혈명에 그대로 치료의도가 기재되어 있다. 실제 임상에서는 이배부耳背部의 방혈이나 水金-水通穴을 자침하거나 점자사혈하여 치료하는 것으로 대체하는 경우가 더 많다.

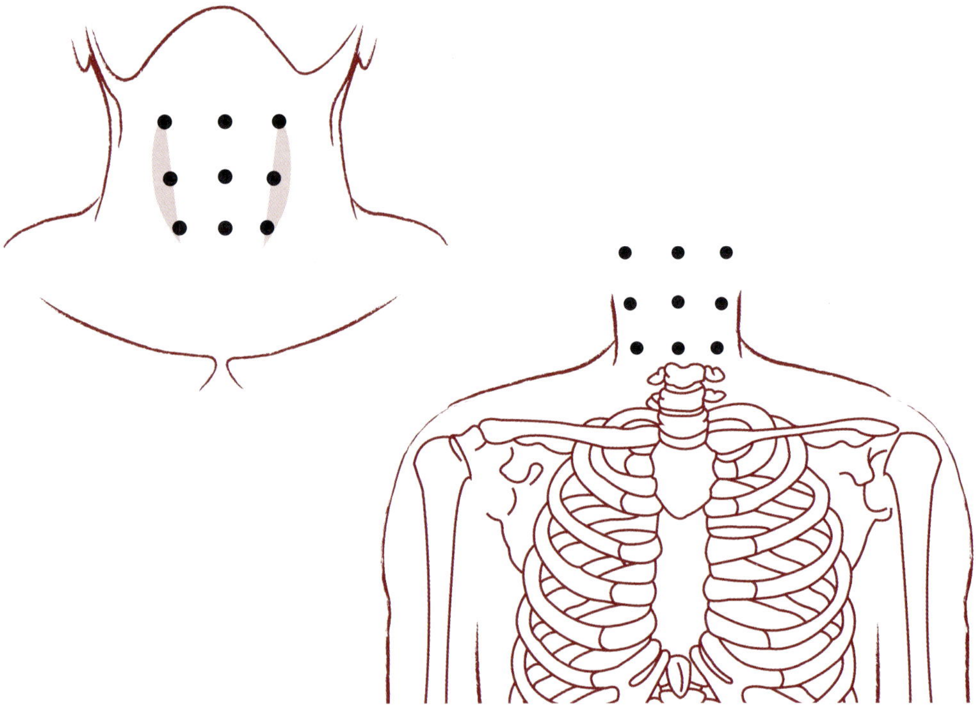

제3장
동씨침법의 임상각론

필자는 과거에 수십 차례 동씨침법 강연을 했다. 강의 때마다 가장 강조한 사항은 바로 단순한 기혈의 암기가 아니라 임상활용에 있어서 다양한 병증에 대한 올바른 인식과 활용이었다. 활용방면에서 항상 가장 강조했던 것은 크게 두 가지다.

우선 자침의 심도이다. 동씨침법을 올바로 활용함에 가장 중요한 것은 바로 각 취혈마다 자침의 심도다. 七七·八八部位를 활용함에 천자를 주로 시도하는 것은 혈위의 치료효능에 비해 턱없이 부족할 수 있음을 명심해야 한다.

그다음으로는 사혈법이 중요하다. 동씨기혈을 활용함에 사혈을 배제하고 자침만 시도한다는 것은 치료를 포기하는 수준까지는 아니지만, 치료효과의 60~70%를 포기하는 것과 같다. 물론 혈우병 환자나 아스피린, 와파린과 같은 약물을 복용하는 사람, 또는 악성적인 당뇨병으로 피부의 기혈순환이 극히 불량한 경우는 금기하거나 신중해야 한다. 하지만 일반적인 환자의 난치 질환이나 고질병을 다스리려면 반드시 '久病必瘀'를 제어하기 위하여 사혈법이 필수임을 기억해야 한다. 자세한 사항은 총론편에 있으니 참고하면 된다.

아래에 기재되어 있는 병증에 대한 선혈과 혈위조합은 하나의 예에 해당한다. 임상에서 이대로만 활용하라고 권하는 것은 절대 아니며, 오히려 앞 장에서 설명했던 개론과 혈위부분을 충분히 이해하면 훨씬 다양하게 활용할 수 있을 것이다. 특히 양유걸 선생의 여러 저서를 연구하고 숙지한다면 더욱 강력한 치료효과를 발휘할 수 있을 것이다.

1. 두부와 경항부, 안면부의 질병

(1) 두통

• 木火穴

【해설】 木火穴은 상열하한上熱下寒에 활용하는 대표적인 기혈로 두통에도 활용할 수

있다. 木火穴을 활용하면 인체 상하의 기혈氣血을 조절하는 평형작용이 확실히 있다. 필자는 일찍이 상열하한으로 인한 심한 두통으로 장기간 고생하는 여성을 치료한 적이 있는데, 百會穴, 湧泉穴, 木火穴에 자침하여 1회에 완치된 적이 있다. 여기에서 木火穴은 상하를 통하게 하는 효과가 있다.

• 婦科穴

【해설】 두통은 일반적으로 남성보다 여성에게 더 많은데, 생리대사와 관련된 두통으로 인한 경우가 많기 때문일 것이다. 婦科穴은 특히 두정통頭頂痛을 치료하는데, 본래 부인병을 치료하는 효과가 있는 대표적인 동씨기혈이다. 《金匱要略》에서 "乾嘔, 吐涎沫, 頭痛者, 吳茱萸湯主之"라고 하였다. 가임기 여성들은 대부분 궐음간경병厥陰肝經病에 이환되어 부가적으로 두정통을 호소하는 일이 많다. 그러나 婦科穴을 여성에게만 활용해야 하는 것은 아니다. 유사한 경우의 남성에게도 활용할 기회가 간혹 있다.

• 火主穴, 天皇穴

【해설】 火主穴, 天皇穴은 심장병에서 유발된 두통을 치료하여 근치할 수 있다.

• 靈骨穴, 大白穴

【해설】 靈骨穴, 大白穴은 온양보기溫陽補氣하는 가장 요혈로 기허氣虛두통을 주치하여 바로 완화시킬 수 있다.

• 五嶺穴에 점자사혈

五嶺穴에 점자사혈하면 약 10~20분 이후에 혈압이 약 30mmHg을 하강하므로, 고혈압성 두통에 효과적이다. 그러나 혈압약을 장기간 복용하거나 장기적으로 병상에 누워 있는 상태가 오래된 사람의 경우에는 아주 간혹 혈압이 오르는 예도 있다.

• 側三里穴, 側下三里穴, 腎關穴

【해설】 側三里穴, 側下三里穴과 아울러 腎關穴에 침을 놓는다. 가벼운 증세에는 2~3회 시술하고, 심한 증세에는 3~4회 시술하면 나을 수 있다. 側三里穴과 側下三

里穴은 족양명경과 족소양경의 사이에 있고, 두 혈은 도마침법으로 응용해서 양경兩經과 그 사이의 병을 치료할 수 있다. 腎關穴을 가하는 것은 만성적인 병사病邪의 경우에 항상 입신入腎하는 것을 고려해서이니, 腎關穴에 자침하면 치료효과를 오랫동안 유지시킬 수 있다. 이러한 방법은 광범위하고 만성적인 두통에 초점을 맞춘 특징이 있다.

• 太陽穴을 방혈

【해설】 본 방법은 확실하게 만성적인 두통을 치료하고 어혈형血瘀型에 속한 사람에게 특효가 있다. 하지만 대부분의 만성적인 질환은 어혈을 유발하므로[久病必瘀], 당연히 사혈이 우선일 경우가 많다. 특히 임상에서는 오전에 내원하여 이 주위를 관찰하면 청근靑筋이 다수 보이는 경우가 매우 많다.

(2) 미릉골통

• 二角明穴

【해설】 二角明穴이 가운뎃손가락의 심포경에 있고, 심포는 위胃와 서로 별통하기 때문에 면부面部의 미릉골통眉棱骨痛 등을 치료할 수 있다.

• 腎關穴

【해설】 신허腎虛로 인한 미릉골통 같은 신허와 관련된 병증을 치료할 수 있다. 腎關穴은 또한 비경과 인접해 있는데, 필자는 본혈이 비신양허脾腎兩虛로 인한 미릉골통을 치료할 수 있다고 본다.

(3) 전액통

• 二角明穴에 中白穴을 가함

【해설】 中白穴은 삼초경에 있어 삼초의 기기승강氣機昇降을 조절하는데, 변증을 하다 보면 이곳 전액부前額部의 통증은 삼초기기三焦氣機의 순환불리와 관계가 있다. 이렇게 작용원리를 자세히 살펴야 비로소 동씨기혈을 제대로 사용할 수 있으며, 치료효과에 영향을 미친다.

• 火菊穴에 火連穴을 가함

【해설】 火菊穴과 火連穴은 비경의 太白穴, 公孫穴과 서로 부합하는데, 公孫穴은 전액통前額痛을 치료할 때 가장 먼저 선택하는 요혈이다.

(4) 후두통

• 水相穴에 正筋穴, 正宗穴을 가함

水相穴은 바로 소음신경의 太溪穴과 일치하는데, 여기에 正筋穴과 正宗穴을 가하면 후두통을 치료한다.

• 冲霄穴에 점자, 委中穴에 사혈

【해설】 冲霄穴에 점자하거나 委中穴에 사혈한다. 冲霄穴에 사혈하거나 委中穴에 사혈하면 후두통을 치료하고, 두저대응법頭骶對應法과 상병하치上病下治의 개념과 부합된다. 또한 방광경의 委中穴은 경맥의 유주와 관련이 있다.

(5) 편두통

• 三重穴, 四花外穴에 점자

【해설】 側三里穴, 側下三里穴에 腎關穴을 가하여 4~5차례 시술한다. 中九里穴(風市穴)과 같은 혈위들은 인체의 소양경에 해당하는 측부를 주치하는데, 편두통을 치료하는 순경취혈법循經取穴法에 해당한다.

• 門金穴

【해설】 陷谷穴은 편두통을 치료하는 가장 효과가 있는 혈인데, 門金穴과 陷谷穴은 서로 부합한다. 동통의 부위가 양명경에 있거나 太陽穴 부근에 있는 두통에는 門金穴을 자침하는데, 이 경우에는 최대한 뼈에 연접하여 자침하면 매우 효과가 있다.

(6) 두정통

• 火主穴, 門金穴, 冲霄穴에 점자

【해설】 간경은 목계目系에 이어져 있고, 위로는 이마로 나오며[上出額], 독맥과 두정

부頭頂部에서 모인다[與督脈會于顚]. 또한 火主穴은 간경선肝經線에 있다. 門金穴은 陷谷穴과 인근하며 陷谷穴은 전두통을 주치하는데, 두정부에도 연결되어 영향을 줄 가능성이 매우 크다. 또 門金穴에 심자하면 湧泉穴을 투자할 수도 있는데, 《肘後歌》에서는 "정수리두통에 눈이 떠지지 않을 때 湧泉穴에 자침하면 안정된다."라고 하였다. 冲霄穴에 대한 사혈은 바로 두저대응법頭骶對應法이다.

(7) 노내통(두개골내통증)

• 束骨穴(透湧泉穴)

【해설】 束骨穴에서 湧泉穴을 향해 투자透刺 또는 심자深刺한다. 노내통顱內痛은 국소적인 병변이라고 가볍게 여길 수 없는 심각한 상태일 수 있다. 필자가 생각하기에 노내두통이 있으면 上瘤穴에 三重穴을 가할 수 있는데, 다만 현대의학적인 진단을 반드시 선행해야 한다. 束骨穴에서 湧泉穴을 향해 투자하면 두통이나 전정통을 같이 치료하는 것으로 이해할 수 있고, 門金穴이 湧泉穴을 투자해도 전정통을 치료하니, 모두 湧泉穴을 통과하는 효과에 해당한다.

(8) 두훈, 안화

• 中間穴, 三通穴

【해설】 中間穴은 심장병에서 야기된 현훈에 주로 초점을 맞춘다. 三通穴은 通關穴, 通山穴, 通天穴을 가리키는데, 동사께서는 심장의 주치혈위군으로 인식하여, 심장기능의 이상이나 뇌빈혈에서 유발된 두훈頭暈과 안화眼花를 주主한다고 생각하였다.

• 火腑海穴, 四花上穴, 駟馬穴

【해설】 火腑海穴은 手三里穴에 인근하고 四花上穴은 足三里穴에 인근하는데, 모두 신체기능을 조절하고 보충하는 요혈이다. 駟馬穴은 보폐조기補肺調氣하는 혈위로 폐기肺氣가 부족하면 두훈과 안화를 야기할 수 있으며, 靈骨穴과 大白穴은 기허氣虛로 인한 현기증을 치료하는 요혈로 작용한다. 通關穴, 通山穴, 通天穴, 四花上穴 등은 매우 선용하는 동씨기혈로서 기혈氣血을 조리調理하고 보양補陽하는 효과가 있다. 동씨기혈 중에는 上三黃穴과 下三皇穴, 靈骨穴, 大白穴, 中白穴, 下白穴 등이 이러한

기능이 있다. 독자들은 이러한 몇몇 혈위를 파악하면 전체를 치료하는 데 큰 도움이 될 것이다.

(9) 메니에르증후군과 현훈

• 上三黃穴에 正會穴을 가함, 六完穴

【해설】 上三黃穴에 正會穴을 가하여 장시간 유침하면 효과가 더욱 강해진다. 上三黃穴에 正會穴을 가하는 것은 "諸風掉眩은 皆屬于肝"인데, 전정巓頂에 도달할 수 있는 것은 오직 풍사風邪이므로 上三黃穴을 사용하여 치간治肝하고 正會穴과 배합하여 정상頂上의 병을 치료할 수 있다. 여기에서 上三黃穴은 치료점으로 작용하고 正會穴도 치료점이자 견인점으로 이해할 수 있으니, 견인침법의 한 사례라고 할 수 있다. 六完穴은 담경에 위치하므로 담경이 이부耳部에 환순環循하기 때문에 취혈하는 것으로 이해할 수 있다.

(10) 혼미

• 正會穴, 鎭靜穴, 三重穴에 점자, 正筋穴, 正宗穴, 上瘤穴

【해설】 正會穴은 대략 百會穴에 해당하는데, 동사께서는 正會穴이 총신경이고 본혈의 용법이 매우 많다고 지적하였다. 正會穴은 진정작용이 있고 중풍을 치료하는 요혈로 중풍으로 손을 떨 때 사용하면 더욱 좋고, 鎭靜穴·腎關穴·上三黃穴 등의 혈과 배합할 수 있다. 鎭靜穴은 대략 印堂穴에 해당하는데, 印堂穴은 본래 진정시키는 대표적인 요혈이다. 三重穴은 동씨기혈 중 특별하고도 중요한 조합이라고 할 수 있는데, 필자는 특히 활혈화어活血化瘀와 거담祛痰할 때 가장 먼저 선택하는 혈위조합이라고 이해하고 있다. 三重穴은 동사께서 중풍을 치료할 때 사용하는 중요한 기혈로 파기행혈破氣行血의 기능이 있고, 더욱이 뇌에 강력한 작용을 하므로 뇌진탕의 후유증으로 인한 두통을 치료하는 데 특효라는 점도 기억할 필요가 있다.

(11) 고혈압

• 五嶺穴에 점자, 火硬穴을 가함

(12) 고혈압으로 유발된 두훈, 안혼, 심계항진

• 火連穴

(13) 심화상염心火上炎의 고혈압, 중풍 후 신지불청神志不清

• 火連穴

【해설】 火連穴은 太白穴에 부합하는 혈위로 필자는 본혈로 상기한 두 증상을 치료하는데, 太白穴은 비장의 수혈兪穴이자 원혈原穴로 土에 속한다. 외감발열外感發熱이 해소되지 않고 안으로 침습하여 양명열성陽明熱盛하고 부기腑氣가 불통하며, 조열燥熱이 상요上搖하여 열병으로 답답해 누울 수 없고 대변이 통하지 않거나 열결熱結로 인해 복통이 심하여 거안拒按하는 것과 같은 증상에 적합하다. 비脾와 위胃는 서로 표리가 되니, 본혈을 사瀉하여 부기腑氣를 통사通瀉시키고 위열胃熱을 청강淸降하면 여러 증상을 줄일 수 있다. 물론 중풍은 비록 열병과 다르지만, 만약 중부中腑에 속하는 경우에는 부기腑氣가 불통하는 증상은 모두 있기 마련이다. 이러한 경우에는 대시호탕大柴胡湯이나 승기탕承氣湯 류를 활용하여 탕척해열蕩滌解熱이 우선인 것과 일맥상통한다. 혈명도 '火'는 심心이고 '連'은 황련黃連을 의미하니, 본혈을 취함으로써 청심화淸心火하여 고혈압을 치료하는 것도 의미가 있을 것이다. 이러한 설명을 통하여 본혈을 창안한 사람의 의도를 이해하는 것도 좋은 방법이 될 수 있다.

(14) 안면신경마비

• 四花外穴에 점자, 側三里穴, 側下三里穴에 다시 風市穴을 가한 후에 三重穴에 점자

【해설】 三重穴, 側三里穴을 활용하는 것은 순경취혈循經取穴로 병을 치료하는 방법이다.

• 靈骨穴, 駟馬穴

【해설】 靈骨穴은 수양명대장경에 있고 양명은 안면을 주主한다. 駟馬穴의 혈위는 위경과 연접한다.

• **足三里穴, 上巨虛穴**

【해설】 두 혈을 상사자上斜刺하는데 최대한 심자深刺하여 면탄面癱을 치료하고, 아울러 환측의 구강점막에 점자한 후에 온염수溫鹽水로 입을 헹군다.

(15) 권골통顴骨痛

• **三重穴에 점자, 側下三里穴**

(16) 구순염, 순통脣痛

• **上脣穴, 下脣穴**

(17) 경골頸骨 중앙의 창통

• **冲霄穴에 점자**

(18) 흉쇄유돌근통

• **心門穴**

(19) 경항통

• **上白穴, 火菊穴, 下三皇穴, 四肢穴, 中九里穴**

【해설】 上白穴을 비롯한 中白穴, 下白穴은 모두 '白' 자의 의미를 살피면 된다. '白'은 '金'기氣를 의미하며 금극토金剋木를 통하여 근통筋痛을 치료하는데, 上白은 상초의 근육통(경항통頸項痛)에 효과적이다. 火菊穴과 下三皇穴, 四肢穴은 모두 비경에 있는데, 비장과 소장은 서로 별통의 관계에 있다. 역시 비경의 인근에 있는 腎關穴이 소장경의 오십견에 효과적인 이유도 여기에 해당한다. 中九里穴은 소양경에 있고 風市穴에 인근하여 풍風을 안정시키는 요혈로 風池穴과 기능적인 부분이 유사하다. 이 외에도 필자는 경항통을 평소에 호소하는 환자가 내원하면 正筋穴, 正宗穴 혹은 重子穴, 重仙穴도 선용한다.

(20) 항강

• **中七里穴, 天皇穴(사각근의 항강)**

【해설】 中九里穴은 담경의 風市穴에 해당하고 中七里穴은 바로 中瀆穴에 해당하니, 中七里穴이 항강증項强症을 치료하는 것도 순경취혈법循經取穴法으로 이해할 수 있다. 일반적으로 中七里穴과 中九里穴을 동시에 사용하여 도마침법으로 활용한다. 사각근은 방광경이 배부背部에 분포되어 있는 곳이고, 天皇穴로 신경腎經과 방광경이 서로 표리가 된다는 것으로 해석할 수 있다. 또 天皇穴은 신수腎水를 많아지게 할 수 있기 때문에 신수불함목腎水不涵木을 치료하니, 간목肝木이 횡강橫强하여 근육의 긴장으로 경항頸項이 굳어지는 것을 치료한다.

(21) 낙침落枕

• **火菊穴, 火菊穴, 正筋穴, 正宗穴, 重子穴, 重仙穴**

【해설】 正筋穴과 正宗穴은 '以筋治筋'의 용법이다. 重子穴과 重仙穴은 폐경에 있으며 방광경의 배통背痛, 경항통頸項痛을 치료할 수 있고, 대체로 폐와 방광의 별통하는 작용원리로 해석할 수 있다.

2. 오관과 질병

(1) 편도선염, 후롱생창, 후두염

• **足千金穴, 足五金穴, 水金穴, 水通穴**

(2) 어자경후(생선가시에 찔린 경우)

• **足三重穴, 足千金穴, 足五金穴**

【해설】 足千金穴, 足五金穴은 모두 소퇴의 위경과 담경의 사이에 분포되어 있어서 어자경후魚刺鯁喉와 후롱생창喉嚨生瘡을 치료하는 원리이다. 물론 이비인후과에서 치료할 수 있는 경우는 침구요법을 굳이 시도할 필요가 없지만, 그렇지 못하는 특정한 경우에 확실히 효과를 보인다.

(3) 인후염

• 曲陵穴에 점자

【해설】 曲陵穴과 폐경의 尺澤穴은 위치가 서로 부합하면서 주치기능도 서로 동일한데, 다만 방혈하여 치료하는 병증이 매우 많기에 중요한 혈위라고 인식한다.

(4) 인후종통, 후류

• 火主穴에 曲池穴을 가함, 通腎穴, 通胃穴, 通背穴, 三重穴에 점자

【해설】 火主穴은 간경에 있으며 太衝穴과 인근한데, 太衝穴은 간화肝火를 청설清泄한다. 《標幽賦》에 "심창인통心脹咽痛인 경우 太衝穴에 자침하면 반드시 제거된다."라고 하였다. 간경은 후롱喉嚨의 후방을 환순環循하여 위로 항상頏顙으로 들어가고 간은 다시 대장과 별통하며, 대장경의 曲池穴은 合谷穴과 배합하여 안면 이비인후의 제병을 치료하는 데 상용된다.

한편 通腎穴, 通胃穴, 通背穴은 청열清熱, 보신補腎, 건비健脾, 이수소종利水消腫할 수 있으므로 구건口乾을 치료하여 즉시 침이 생기게 할 수 있고, 여기에 腎關穴을 가하면 더욱 좋다. 필자는 이 세 혈위가 비경에 위치하며 자침하는 방향을 신경腎經으로 약간 향하면 비장과 신장이라는 두 방면을 보補하는 작용이 있다고 본다. 여기에 三重穴을 가하면 활혈화어活血化瘀할 수 있으므로 인후종통과 후류喉瘤를 치료하고, 이 외에도 曲陵穴에 점자하는 것도 괜찮다고 생각한다.

(5) 갑상선종대

• 三重穴, 駟馬穴(안구가 돌출된 경우)

【해설】 三重穴이 갑상선종대를 치료하는 작용원리는 인후종통과 후류喉瘤를 치료하는 것과 동일하다. 駟馬三穴은 폐병증후군을 치료하는 요혈이다. 나력瘰癧은 림프결핵을 말하는 것으로 三重穴을 사용하여 점자하고, 다시 承扶穴, 秩邊穴, 六完穴에 자침한다(모두 환측에서 취혈한다). 동사께서는 취혈할 때 거의 대측, 즉 건측에서 취하였는데, 여기에서만은 환측에서 취혈하셨다. 三重穴은 활혈화어活血化瘀하고 六完穴과 더불어 모두 담경과 관련이 있기에 나력瘰癧을 치료하니 활혈화어하면서 다시 순경취혈循經取穴하는 방식이다. 承扶穴과 秩邊穴은 동사의 개인적인 체험을 통해 제시된 특

별한 경우다.

(6) 안각통

• 大間穴, 小間穴, 海豹穴, 火散穴

【해설】 海豹穴의 위치는 隱白穴의 후방이자 大都穴의 앞에 해당하여 엄지발가락의 본절 중앙에 적백육제이다. 비장과 소장은 별통하는데, 여기에서 안각통은 원래 비경의 본병으로 소장경이 유주하는 안각眼角에도 영향을 준다. 우선 太陽穴을 방혈하고 시행하는 것도 좋다.

(7) 안구소양증

• 上白穴에 上三黃穴을 가함, 火硬穴에 점자

【해설】 太陽穴 또는 이배耳背의 점자를 우선 시행한다. 上三黃穴은 족궐음간경에 위치하면서 주치방면으로는 간병과 관계가 있다. 火硬穴은 行間穴의 인근에 있고 간화肝火를 소설疏泄하여 안구소양증을 치료한다.

(8) 안산광眼散光

• 腎關穴, 中白穴

(9) 구안와사口眼歪斜

• 腎關穴이나 下三皇穴

【해설】 모두 보신補腎하는 효과가 있다.

(10) 안구건조증, 유루증流淚症

• 木穴, 明黃穴, 光明穴

(11) 안검경련眼瞼痙攣

• 側三里穴, 側下三里, 腎關穴, 腕順一, 腕順二

(12) 녹내장

• 腎關穴, 光明穴에 行間穴을 가함, 太陽穴에 점자

(13) 백내장

• 腎關穴, 人皇穴, 太溪穴, 四花中穴, 光明穴

(14) 침안鍼眼

• 靈骨穴의 좌우를 교차하여 1~2회 자침, 耳尖이나 耳背에 방혈

(15) 각막염

• 耳尖이나 太陽穴에 점자, 肝兪穴에 점자하고 上白穴을 가함, 五嶺穴에 점자

(16) 이명

• 靈骨穴(폐경의 문제), 火硬穴, 六完穴, 駟馬穴

(17) 이롱

• 靈骨穴, 駟馬穴, 三重穴에 점자

【해설】 이명, 이롱에 駟馬穴, 靈骨穴을 사용하는 것은 폐기肺氣에 중점을 두는 경우다. 대개 염증성 질환의 만성적인 경과 이후에 청신경에 악화를 준 경우가 여기에 해당한다.

(18) 귓병

• 三重穴, 四花外穴에 점자, 三叉三穴

【해설】 三叉三穴은 液門穴에서 中渚穴로 투과하는 부위에 해당하여 네 번째 수장골手掌骨의 골연骨緣을 따라 진침進鍼하면 수소양삼초경의 전식률全息律로 해석할 수 있으니, 이는 상초·중초·하초를 모두 포괄하게 된다. 한편 삼초는 기기승강氣機昇降에 대한 조절작용이 있기에 여러 오관병을 치료하는 좋은 경혈로 안·이비인후를 포괄하여 모두 효과가 있다.

(19) 중이염

• **駟馬穴, 족외과足外踝의 주위에 산자출혈散刺出血**

【해설】 외과外踝에 있는 丘墟穴, 申脈穴, 地五會穴, 六完穴 등의 주위는 귓병을 치료할 수 있는 사혈 구역으로 이곳에 방혈하면 중이염을 치료한다.

(20) 비염

• **四花上穴에 駟馬穴을 가함, 馬金水穴, 木穴(급성)**

【해설】 四花上穴에 駟馬穴을 가하는 것은 폐경과 위경을 치료하려는 의도다.

(21) 비뉵鼻衄

• **腕順二穴, 肩中穴, 六完穴**

(22) 비색鼻塞

• **火硬穴, 肩中穴(특효), 門金穴, 側三里穴**

3. 장부질병

(1) 흉민, 흉부타박상(타박상으로 인한 중기中氣, 호흡곤란)

• **靈骨穴, 大白穴, 駟馬穴, 小間穴, 中間穴, 火陵穴, 火山穴, 曲陵穴에 점자, 解穴**

【해설】 靈骨穴, 大白穴은 보기補氣하는 가장 중요한 기혈이며, 駟馬穴은 전적으로 폐기肺氣를 보補한다. 小間穴은 기관지염, 토황담吐黃痰, 흉민胸悶을 치료하여 자연스럽게 소실시킨다. 火陵穴과 火散穴은 모두 수소양삼초경에 있고 치료하는 흉민은 기기불리氣機不利로 인한 것이다. 曲陵穴에 점자하는 것은 흉민을 치료하는 표준적인 활용법이다. 흉부에 타박상을 당한 지 얼마 안 된 경우에는 解穴을 사용하는데, 解穴은 위경의 극혈隙穴인 梁丘穴에 인접하기 때문이다. 극혈隙穴은 기혈氣血이 취집하는 곳으로 조리기혈調理氣血하는 작용이 좋다.

(2) 흉부측통胸腹側痛(압통)

• **駟馬穴**

(3) 흉복부 임맥선상통任脈線上痛

• **太溪穴**

【해설】 신경腎經은 양측으로 임맥을 협夾하는데, 太溪穴을 사용하여 원위遠位에서 취혈한다.

(4) 흉련배통胸連背痛

• **駟馬穴, 腎關穴, 上白穴**

【해설】 駟馬穴의 주치는 폐질환으로 흉부, 배부背部, 폐부肺部와 밀접한 관련이 있다. 駟馬穴과 承山穴을 가하면 배부의 족태양방광경이 순행하는 범위를 모두 포괄할 수 있다. 腎關穴이 흉련배통胸連背痛을 치료할 수 있는 것은 강심强心, 개흉開胸, 리기理氣하는 효능 때문이다.

(5) 늑간신경통

• **駟馬穴, 四花中穴, 四花副穴, 四花外穴에 점자**

(6) 늑하肋下동통

• **通關穴, 通山穴(좌측 협륵부), 火串穴**

(7) 기관지염

• **水金穴, 水通穴**

(8) 해수咳嗽, 기천氣喘

• **重子穴(소아에게 효과), 大白穴에 점자, 火腑海穴, 曲陵穴, 四花外穴에 강자, 土水穴**

(9) 효천哮喘

• 四花上穴, 四花中穴, 駟馬穴

(10) 심계항진

• 心門穴, 通關穴, 通山穴, 四花中穴, 四花外穴에 점자

【해설】 通關穴, 通山穴은 심장과 관계가 있다. 四花中穴, 四花外穴에 점자하면 심계항진心悸亢進을 치료하고 소퇴小腿의 외측에서 방혈하여 개흉開胸할 수 있다. 四花穴 군에 방혈을 하는 경우에는 소퇴의 외측에 청근靑筋이 분명하게 보이는 곳에 바로 방혈하는 것이 타당하며, 굳이 혈위에 얽매일 필요가 없다.

(11) 심교통

• 火包穴, 火膝穴, 四花中穴, 四花副穴에 점자, 腎關穴, 中間穴, 小間穴, 大間穴

【해설】 심교통心絞痛에는 火包穴을 사용하면 치료효과가 좋은데, 단지 진통효과만을 믿고 근치根治를 등한시하는 것은 불가하다. 中間穴도 심교통을 치료할 수 있으며, 四花中穴과 四花副穴에 점자한 후 개소開疏하여 심교통을 치료한다. 火膝穴은 수태양소장경의 少澤穴에 매우 인접한데, 심경心經과 소장경은 서로 표리가 되는 원리이다.

(12) 심계정충

• 中間穴, 心常穴, 火串穴, 心門穴, 肩中穴, 火菊穴, 四花上穴, 四花裏穴

【해설】 心常穴과 心門穴을 상용하여 정충怔忡을 전문적으로 치료하는 혈도로 心常穴은 다른 기혈들과 자주 배합한다. 靈骨穴, 大白穴과 배합하여 폐기종 등을 치료한다. 心門穴은 소장경에 있으니 양경陽經에 속한다. 양경으로 양병陽病을 치료하니, 이것은 심기허心氣虛로 인한 심장병이라는 것을 알 수 있다. 그러나 心門은 심경心經도 통과할 수 있기에 종양인음從陽引陰하니 또한 보심음補心陰할 수 있기 때문에 보심補心에 대한 양측의 방면, 즉 심장의 음양을 모두 다스릴 수 있다고 할 수 있다. 中間穴은 일반적으로 심교통心絞痛을 치료한다. 火串穴은 支溝穴이라고 간주할 수 있는데, 수소양삼초경의 경혈은 기기승강氣機昇降을 관리할 수 있으며, 정충怔忡과 같이 기기氣機의 승강이

불리한 경우에는 본혈을 사용하는 것이 가장 좋다. 火陵穴, 火山穴, 火串穴은 모두 '火'를 이름으로 삼았는데, 동사께서는 심장을 치료하는 혈위조합으로 생각하였다. 이 세 혈은 크게 도마倒馬를 이루어 전와부前腕部 삼초경의 상·중·하를 모두 다스리고 흉통, 흉민胸悶을 치료한다. 四花上穴은 위경의 범주에 속하고, 위와 심포는 별통하여 정충怔忡을 치료하는 원리로 설명하는 것은 가능하다.

(13) 급성간염

• 肝門穴, 腸門穴

(14) 만성간염

• 上三黃穴

(15) 담결석

• 木枝穴

【해설】 본혈은 담석의 동통을 즉시 멈추게 할 수 있다. 六快, 七快, 木枝 등의 기혈들은 결석증에 대해 배출을 촉진시키는 효과가 있지만, 결석을 융해시키는 기능은 없다.

(16) 담낭염

• 火枝穴, 火全穴, 木枝穴

(17) 장풍하혈腸風下血

• 中白穴, 四花中穴, 四花外穴에 점자

(18) 장염

• 腸門穴, 門金穴, 四花下穴, 四花外穴에 점자, 足千金穴, 足五金穴, 通腎穴, 通胃穴

(19) 위산과다

• 天皇穴, 腎關穴

(20) 위통

• 腸門穴, 火主穴, 門金穴, 四花上穴, 四花中穴, 四花下穴

(21) 만성 위염

• 土水穴, 門金穴

(22) 복창腹脹

• 靈骨穴, 大白穴에 土水穴을 가함, 四花下穴

(23) 두제肚臍주위에서 허리까지의 통증

• 腕順一穴, 腕順二穴

(24) 소복창小腹脹

• 腕順一穴, 腕順二穴

(25) 상복부 종대腫大

• 三重穴

(26) 변비

• 火串穴, 照海穴

(27) 산기疝氣

• 大間穴, 小間穴, 中間穴, 海豹穴

(28) 당뇨병

• 下三皇穴, 四肢穴

下三皇穴은 비장과 신장을 보補하고, 四肢穴은 三陰交穴에서 1촌 위에 있으며, 그 효과는 三陰交穴과 유사하다.

(29) 저혈당

• 上三黃穴에 腎關穴을 가함

上三黃穴에 腎關穴을 배합하거나 下三皇穴에 其黃穴을 배합하는 것도 좋다.

(30) 신장염

• 太溪穴, 下三皇穴, 通腎穴, 通胃穴, 通背穴, 馬金水穴, 馬快水穴, 腕順一穴, 腕順二穴

(31) 신장결석

• 中白穴, 馬金水穴

(32) 방광결석

• 下白穴, 馬快水穴

(33) 단백뇨

• 下三皇穴, 通腎穴, 通胃穴, 通背穴

이상의 각 증상에 대한 치료하는 작용원리는 순경循經이 아니라면 장부변증에 해당한다. 일부는 동씨기혈의 특효 활용으로 해석할 수 있다.

(34) 뇌의 각종 병변

• 上瘤穴

(35) 뇌종양, 뇌막염

• 火散穴, 火菊穴, 火連穴, 上瘤穴, 三重穴

(36) 뇌진탕 후유증의 두통

• 三重穴, 十二井穴에 점자(급성), 委中穴, 冲霄穴, 然谷穴에 점자, 上瘤穴, 正筋穴, 正宗穴에 강자

4. 사지와 신체 여러 부위의 질병

(1) 전신 관절통, 신경통

• 水曲穴

(2) 척추통

• 心膝穴, 中白穴

【해설】 心膝穴은 본래 동사께서 슬개통을 치료하는 혈위로 특히 심장이 좋지 못해 유발된 슬통膝痛을 치료하였다. 동사께서는 心膝穴의 위치로 정중신경正中神經(즉 척추신경)이라고 다시 언급하였으니, 心膝穴은 척추통을 치료할 수도 있었다. 필자는 心膝穴이 척추의 夾脊穴과 매우 유사하다고 생각한다. 中白穴은 신장과 삼초를 동시에 다스리니 신허腎虛로 인한 척추통을 치료한다.

(3) 배추背椎의 동통

• 水相穴, 正筋穴, 正宗穴, 火全穴

【해설】 水相穴은 太溪穴로 신허腎虛를 치료하는 요혈이다. 火全穴은 간이 주근主筋하는 병을 치료한다.

(4) 배통, 고황통

• 重子穴, 重仙穴, 腕順一穴, 腕順二穴, 腎關穴(신허腎虛), 中九里穴

【해설】 腕順一穴, 腕順二穴, 腎關穴은 모두 신허腎虛로 유발되는 배통背痛의 병증을

치료한다. 重子穴과 重仙穴은 폐의 문제로 유발된 것을 치료한다.

(5) 요통

• 靈骨穴, 中白穴, 下白穴

【해설】 폐기능이 허虛하여 발생한 요통은 靈骨穴과 大白穴을 쓰면 특효가 있다. 中白穴, 下白穴은 삼초경에 있는데 기기불리氣機不利한 것에 신허腎虛로 인한 요통을 치료한다. 中白穴, 下白穴은 수배부手背部의 중간 부분에 있기에 전식률全息律로 해석하면 허리와 대응될 수 있다.

(6) 신장의 모혈募穴인 京門穴의 통증

• 二角明穴

【해설】 二角明穴은 독맥과 상응하고 본혈을 사용하여 요통과 섬요차기閃腰岔氣 등을 치료하는데, 효과가 분명하게 나타난다.

(7) 섬요차기

• 二角明穴, 馬金水穴

(8) 미저골통

• 心門穴, 後會穴

【해설】 心門穴은 미저골尾骶骨의 통증을 치료하는 데 분명한 효과가 있고, 後會穴을 취하면 두저대응법頭骶對應法에 해당한다.

(9) 배련하퇴통背連下腿痛

• 馬快水穴

【해설】 배부背部에서 다리에 이르러 통증이 연결되는 경우에는 아무래도 신장결석이나 수뇨관이나 방광 등에 결석이 발생한 경우가 많다. 배통背痛이나 요통이 동작과 무관하면서 막연한 느낌의 자통刺痛 양상이면 결석으로 인한 통증일 가능성이 매우 큰데, 대개 약간의 미열을 동반하는 예도 있다.

(10) 견비통

• **重子穴, 重仙穴, 通腎穴, 通胃穴, 通背穴**

(11) 견관절통

• **靈骨穴, 大白穴, 上白穴, 三重穴**

靈骨穴과 大白穴은 보기補氣하는 가장 요혈로 대체로 기허에서 야기된 질환에 모두 치료효과가 있다. 수양명대장경에 위치함에 대장경이 순행하는 견비통肩臂痛을 치료한다.

(12) 견관절뉴상肩關節扭傷

• **陽陵泉穴, 腎關穴**

【해설】 아픈 곳이 양명경에 해당하는 경우에는 三間穴이나 合谷穴을 가하고, 소양경에 해당하는 경우에는 中渚穴을 가하며, 태양경에 해당하는 경우에는 後溪穴을 가한다.

(13) 견통肩痛

• **腎關穴, 肩中穴**

(14) 견랭肩冷

• **四花外穴에 강하게 자극**

(15) 견갑골통肩胛骨痛

• **心膝穴, 重子穴, 重仙穴**

【해설】 重子穴과 重仙穴은 폐경병肺經病을 치료하는 요혈로 대부분의 천해喘咳, 폐렴, 흉배胸背의 동통에 치료효과가 있고, 더욱이 견갑골통肩胛骨痛을 치료하는 특효혈이다. 배견갑골背肩胛骨의 근육은 사각근, 견갑거근, 광배근, 소원근, 대원근, 견갑하근 등을 포괄하는데, 이곳의 동통은 치료하기 매우 어려우나 동씨기혈의 重子穴, 重仙穴이 가장 효과가 좋다고 일컬어지는 혈위조합이다. 膏肓穴이 있는 곳의 동통은 십사정경의 그 어느 혈위도 重子穴, 重仙穴만 못하다.

(16) 견배통(방광경 제2선의 외측)

• 足千金穴, 足五金穴, 馬金水穴, 馬快水穴

【해설】 足五金穴은 견비肩臂를 뒤로 들어 올릴 수 없는 경우에 치료효과가 가장 좋다.

(17) 견비불거

• 火膝穴, 腎關穴

【해설】 火膝穴은 심기허心氣虛와 관계가 있어 견비肩臂를 들어 올리지 못하는 경우를 치료한다. 腎關穴은 동씨기혈 중 오십견을 치료하는 명혈이다. 腎關穴은 어깨를 위로 들어 올리지 못하는 경우를 치료하고, 만약 견비를 뒤로 돌릴 수 없는 경우에는 足五金穴, 足千金穴을 쓰면 효과가 더욱 좋으며, 腎關穴을 더하여 사용하면 모두 3회의 치료시도를 벗어나지 않아도 낫는다.

(18) 주관절통肘關節痛

• 靈骨穴, 四花中穴에 점자

【해설】 주관절통肘關節痛은 속칭 테니스엘보와 비슷하고, 수양명경이 순행하는 곳에 속하는데 靈骨穴을 사용하면 특효가 있다. 십사정경에서도 二間穴을 사용하여 테니스엘보를 치료할 수 있는 용법이 있다. 四花中穴은 족양명경을 통하여 수양명경 병증을 치료하는 상하대응법에 해당한다.

(19) 안腕관절통

• 側三里穴, 側下三里穴

(20) 건초염

• 五虎一穴

(21) 지指관절통

• 五虎一穴

(22) 수지구련불신手指拘攣不伸(손가락에 경련이 일어나 펴지 못하는 경우)

• **重子穴, 重仙穴, 다시 尺澤穴에 사법**

【해설】 重子穴, 重仙穴에 국소적으로 강하게 자극하라는 의미다.

(23) 수지마목手指麻木

• **五虎一穴, 五虎二穴, 火菊穴, 中九里穴, 腎關穴, 光明穴**

(24) 엄지손가락과 어제魚際(무지대립근)의 무력

• **腎關穴**

【해설】 이 증상은 수근관手根管증후군의 여파로 유발되는 경우가 많다.

(25) 좌골신경통

• **靈骨穴, 大白穴, 鼻翼穴, 上三黃穴, 中白穴, 下白穴, 腕順一穴, 腕順二穴, 腎關穴**

【해설】 좌골신경통은 병명이 아니라 일종의 증상에 대한 표현이다. 좌골신경통을 조성하는 원인은 다양하나 여기서는 자세한 사항은 생략한다. 임상에서는 靈骨穴, 大白穴의 조합과 上三黃穴의 조합을 가장 많이 상용한다. 委中穴에 점자해도 특효가 있다. 鼻翼穴은 진통을 멈추게 하는 요혈이지만 근치根治하는 효과는 부족하다. 소양경 방향은 中白穴, 下白穴을 사용하는 것이 합리적이다. 上三黃穴을 사용하면 척주만곡脊柱彎曲을 조정할 수 있으니 좌골신경통을 치료하는 데 가장 부합한다.

(26) 사지통

• **四肢穴**

【해설】 여기에서 지칭하는 사지통四肢痛은 전신성의 문제이다. 四肢穴은 비경에 위치하여 비장은 사지를 주主하는 것에 근거한다.

(27) 슬개통膝蓋痛

• **大間穴, 小間穴, 中間穴, 心膝穴 혹은 火膝穴, 五虎四穴, 五虎五穴에 肩**

中穴을 추가, 重仙穴, 土水穴, 火硬穴에 점자, 三金穴에 점자, 三重穴에 점자, 通關穴

(28) 슬무력膝無力(초기 일시성)

• **心膝穴**

(29) 슬내측통膝內側痛

• **心門穴**

【해설】 슬내측통膝內側痛인 경우 心門穴에 자침하는 것은 깊은 뜻이 있다. 우선 상하좌우가 대칭되는 방식이고, 두 번째 심장은 기혈氣血을 촉진하는 일을 주主하니 '通則不痛'이다. 心門穴은 소장경에 위치하니 심경心經과 서로 표리가 되고, 心門穴은 심경의 少海穴 방향으로 투침透鍼하니 심장의 문이라고 칭하는 것은 의미가 깊다. 종양인음從陽引陰하여 양경陽經으로 양병陽病을 치료하면서 음경陰經까지 견인하여 보조하니, 여기에 오묘함이 깊이 내포되어 있다.

(30) 슬뉴상膝扭傷

• **肩中穴, 重子穴**

(31) 소퇴창통과 曲泉穴 주변의 근육긴장

• **木火穴**

(32) 소퇴창통

• **雲白穴, 李白穴에 肩中穴을 가함, 次白穴, 精枝穴에 점자**

【해설】 雲白穴, 李白穴, 肩中穴은 상지에서 근육이 가장 풍부한 곳으로 하지근육의 병변을 치료하는 데 가장 합당하니, 바로 '以肉治肉'에 해당한다.

(33) 하지무력

• **肩中穴에 雲白穴, 李白穴을 가함, 通關穴, 通山穴, 通天穴, 正會穴**

【해설】 肩中穴 등을 활용하는 의미는 육肉으로 육肉을 치治하면서 상하대응하는 의미가 있다. 通關穴, 通山穴, 通天穴은 심장무력으로 유발된 하지무력을 치료한다.

(34) 하지의 전체적인 통증

• **靈骨穴, 大白穴에 中白穴을 가함**

【해설】 靈骨穴과 大白穴은 폐기肺氣를 보양補陽하고, 中白穴은 상하기기上下氣機를 조절한다.

(35) 족관절뉴상足關節扭傷(담경 부분)

• **上白穴(양측), 駟馬穴이 특효**

(36) 외과통外踝痛

• **五虎四穴, 五虎五穴에 小節穴을 가함, 上白穴에 二間穴을 가함, 中白穴(腎經), 雲白穴에 上白穴을 가함**

(37) 퇴연무력腿軟無力에 심계항진心悸亢進을 겸한 경우

• **肩中穴에 通天穴을 가함, 木枝穴**

5. 부인과 질병

(1) 자궁근종

• **還巢穴에 婦科穴을 가함, 重子穴, 重仙穴, 火硬穴, 火主穴**

(2) 난소염

• **重子穴, 重仙穴**

(3) 수란관불통

• **木婦穴, 還巢穴에 婦科穴을 가함, 重子穴, 重仙穴의 상하에 점자, 三陰交**

穴에서 내과內踝의 사이까지 점자, 三重穴

(4) 임신구토

• 通關穴, 通山穴, 通天穴(양측에서 취혈)

(5) 월경부조

• 還巢穴에 婦科穴을 가함, 靈骨穴, 木婦穴, 上三黃穴

(6) 생리통

• 靈骨穴, 木婦穴, 還巢穴에 婦科穴을 가함, 門金穴에 承漿穴을 가함

(7) 안태安胎

• 還巢穴에 婦科穴을 가함, 通腎穴, 通背穴, 通胃穴

(8) 불임

• 還巢穴에 婦科穴을 가함

(9) 난산

• 靈骨穴, 火包穴, 火主穴

(10) 음도염

• 雲白穴, 海豹穴

(11) 요도통(비세균성)

• 火主穴, 靈骨穴

【해설】 이른바 비세균성 요도통尿道痛은 간경의 동통에 해당한다. 火主穴, 火硬穴을 사용하면 모두 좋다.

제3장 동씨침법의 임상각론

(12) 요의빈삭

• 海豹穴, 木婦穴, 馬快水穴, 腎關穴

(13) 임탁淋濁

• 通腎穴, 通胃穴, 通背穴, 馬快水穴

6. 기타 잡병

(1) 피부병

• 이배부耳背部의 방혈, 木穴, 足駟馬穴

(2) 경항의 피부병

• 肩中穴

(3) 아장풍(주부습진)

• 木穴

(4) 수중교아睡中咬牙

• 四花下穴, 三重穴

(5) 지방종

• 明黃穴

(6) 고혈압

• 五嶺穴에 점자, 委中穴에 점자, 四花中穴, 四花外穴에 점자

(7) 설강舌强(언어곤란)

• 三重穴에 木留穴을 가함, 肩中穴에 商丘穴을 배합, 水金穴, 水通穴, 瘂門

穴에 점자

【해설】 중풍으로 인한 실어失語에는 비경 경혈을 취하는 것이 가장 좋다. 보비생금補脾生金하기 때문이니 비경의 오수혈五兪穴의 경혈은 商丘穴이며 금金에 속한다. 《靈樞·順氣一日分爲四時篇》에 제시하기를 "병변이 음音에 있는 경우에는 경혈을 취한다[病變于音者, 取之經]."라고 했고, 옛사람들도 "금金이 파破하면 소리가 나지 않고, 금金이 실實해도 소리가 나지 않는다[金破則不鳴, 金實亦不鳴]."라고 하였으니, 십사정경의 商丘穴을 취혈하는 것도 이 원리에 부합한다.

(8) 반신불수

• 木火穴, 靈骨穴에 大白穴을 가함, 肩中穴, 六完穴에 三重穴을 가함, 駟馬穴, 中九里穴, 五嶺穴에 점자

【해설】 중풍후유증으로 인한 반신불수를 치료하는데 이상의 각 혈들을 가감하여 쓸 수 있다. 필자의 경우에는 우선 靈骨穴, 大白穴, 腎關穴, 三重穴을 사용하고, 다시 木火穴에 침을 놓아 환자로 하여금 환지患肢를 움직이게 하였으니(혹은 곁에 있는 사람들이 도움을 받아), 지금까지 중풍후유증의 여러 병례에 응용하여 효과가 좋았기에 추천할 만하다. 靈骨穴, 大白穴은 보기補氣하고, 腎關穴은 비신脾腎을 보補하며, 三重穴은 활혈화어活血化瘀하고, 木火穴은 상하를 통하게 하니, 이 방법은 혈부축어탕血府逐瘀湯의 의미가 있다.

(9) 화를 내고 담미심규痰迷心竅한 경우

• 火膝穴

(10) 파킨슨병

• 上三黃穴, 百會穴, 鎭靜穴에 腎關穴을 가함, 腎關穴, 復溜穴에 明黃穴을 가함

(11) 유주성 동통

• 上三黃穴, 中九里穴

(12) 외상으로 지혈되지 않는 경우

• 火包穴에 점자, 六完穴

(13) 구내생창口內生瘡

• 四花上穴, 四花中穴에 점자

(14) 양위陽痿(성기능장애)

• 下三皇穴

(15) 유정遺精, 활정滑精

• 下三皇穴

(16) 사지골종四肢骨腫

• 腕順一穴, 腕順二穴, 水曲穴,

(17) 침구치료 후에 마비감이 사라지지 않는 경우

• 木留穴

(18) 단독丹毒

• 心門穴, 四縫에 점자

(19) 전간癲癇

• 通關穴, 通山穴, 通天穴 중 두 혈을 취하여 上三黃穴을 가함(유침을 오래하면 더 좋다), 火枝穴에 火全穴을 가하거나 土水穴을 가함

【해설】 上三黃穴은 동사께서 간을 치료하는 데 가장 중요하게 생각한 혈위조합 중 하나다. 간과 관련된 기능성·실질성 병변에 모두 좋은 효과가 있다. 또한 通關穴, 通山穴, 通天穴과 배합하면 치심治心하여 전간癲癇을 확실히 치료하는 좋은 방법이 된다. 필자가 보기에는 上瘤穴이 뇌에 대하여 진정과 자극이라는 두 방면으로 작용한다고

인식하기 때문에 항상 上瘤穴에 鎭靜穴, 鼻翼穴을 가하여 전간을 치료한다. 일반적으로 鼻翼穴은 신속히 진통하는 작용 외에도 강화시키는 작용도 있다. 鎭靜穴에 鼻翼穴을 배합하면 일음일양一陰一陽하는 효과가 있어 자침할 때에도 음중陰中에 양함陽含하고 양중陽中에 음함陰含하는 원리를 연구해야 한다. 火枝穴과 火全穴은 上三黃穴이 위치한 선상에 있는데, 1조의 혈위에 장시간 침자극을 반복할 때 기혈에 피로가 유발될 수 있는 점을 감안하여 주위 상하의 기혈에 취혈하면 이러한 문제를 방지할 수 있다.

(20) 기허氣虛, 기체氣滯로 인한 각종 동통

- **鼻翼穴**

(21) 양약중독으로 안색이 흑색이 된 경우

- **解穴**

(22) 일체의 기역*

- **水金穴, 水通穴**

【해설】 水金穴, 水通穴은 동씨기혈의 요혈로 일반적으로 水金穴에서 水通穴을 투자透刺한다. 이 두 혈은 모든 기역氣逆을 제압할 수 있는데, 흉민胸悶은 물론이고 복창腹脹 등의 여러 증상을 모두 치료한다. 더욱이 신기불납腎氣不納한 경우를 훌륭히 다스리므로 신천腎喘을 치료한다.

(23) 요腰주위가 창기脹氣로 인해 비대해진 경우

- **水金穴, 水通穴에 靈骨穴, 大白穴을 가함**

(24) 교통사고, 타박상으로 인한 후유증

- **解穴**

---

* 기역(氣逆)에는 폐기(閉氣), 복창(腹脹), 흉창(胸脹), 신기불납(腎氣不納)이 있다.